COUP D'ŒIL
SUR LES DEUX ÉPIDÉMIES
DE
CHOLÉRA ASIATIQUE
QUI ONT SÉVI
A ÉTAMPES ET DANS SON ARRONDISSEMENT
PENDANT LES ANNÉES
1832 ET 1849

Par le docteur Bourgeois

ANCIEN INTERNE-LAURÉAT DES HOPITAUX DE PARIS
MÉDECIN EN CHEF DE L'HOPITAL
ET MÉDECIN DES
ÉPIDÉMIES DE L'ARRONDISSEMENT D'ÉTAMPES.

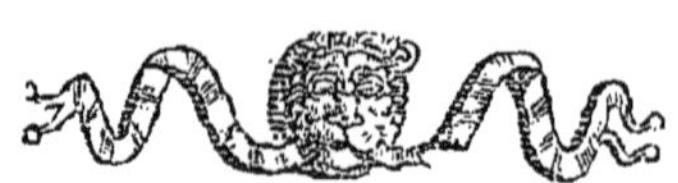

PUY,
TYPOGRAPHIE DE J-B. GAUDELET.
1850.

COUP D'ŒIL

SUR

LES DEUX ÉPIDÉMIES

DE

CHOLÉRA ASIATIQUE

A ÉTAMPES,

DE 1832 ET 1849.

Peu de maladies épidémiques ont été décrites avec plus de soin et par un plus grand nombre de médecins habiles que le choléra-morbus ; on peut dire qu'il n'y a rien à ajouter aujourd'hui à l'histoire de cette terrible affection. Aussi, comme je l'indique dans le titre de ce travail, je n'ai pas l'intention d'en traiter *ex professo*, mais bien de faire ressortir ce qu'il a offert de particulier dans notre localité, les différences et les rapports qu'il y a présentés à ses deux apparitions ; de tirer quelques conséquences, s'il est possible, relativement aux causes qui favorisent son développement et à son mode de propagation; enfin, de faire connaître quel a été le résultat des moyens prophilactiques et curatifs mis en usage dans notre pays pour en atténuer les tristes effets.

Avant d'entrer en matière, il me semble convenable de donner une description succincte de notre cité et de ses environs, d'esquisser sommairement les habitudes industrielles de ses habitants, et les conditions géologiques et météorologiques de la contrée.

Situé à l'extrémité nord de la Beauce, l'arrondissement d'Etampes est le cinquième du département de Seine-et-Oise; il occupe aussi une partie de l'ancienne Ile-de-France, de l'ancien Hurepoix et même du Gatinais. Au septentrion il est constitué par un certain nombre de vallées convergentes qui se rendent toutes dans le bassin de la Seine, directement ou indirectement. Ces vallées sont au nombre de quatre principales. Deux convergent à Etampes même : ce sont celle de Louette et Chalouette réunies, prenant sa source dans l'arrondissement, et celle de la Juine, qui naît un peu au-delà de la limite de celui-ci, dans le département du Loiret. La troisième est arrosée par la rivière d'Essone, la plus forte de toutes, qui vient également du Loiret; elle se joint aux courants ci-dessus indiqués et déjà confondus, à deux kilomètres au dessus d'Etampes, tout-à-fait à l'extrémité nord dudit arrondissement, au lieu dit *Le Bouchet*, pour ne plus former qu'un seul cours d'eau qui se perd dans la Seine, à Corbeil. La quatrième vallée est celle de l'Ecole; elle longe la lisière est de notre division territoriale, et va gagner la Seine à Pont-Thierry. Quatre ou cinq petits ruisseaux, se jetant dans les rivières que je viens d'énumérer, sillonnent encore la surface du pays; un d'eux le borne à l'ouest, et va grossir l'Orge vers Arpajon.

Les vallées que je viens d'indiquer rapidement se dirigent toutes du sud au nord. Les trois premières, qui sont aussi les plus importantes, sont assez encaissées. Leur largeur est d'un à deux kilomètres ; elle va en général en augmentant, à mesure qu'elles approchent plus du cours de la Seine. Le fond en est occupé par des prairies à herbes grossières, et planté en grande partie de bois d'aulne, de saule ou de peuplier en quelques parties, le sol, d'assez riche nature et désigné sous le nom de *courtil*, est cultivé en chanvre, en herbes fourragères, en céréales et en arbres fruitiers. Ce sol repose presque partout sur un fonds tourbeux, qui se trouve plus ou moins près de sa surface.

La grande quantité d'usines hydrauliques qui existent sur toute l'étendue de ces petites rivières, nécessitant des curages très fréquents, fait que leur cours est assez rapide, eu égard à leur pente d'inclinaison; qu'il ne s'y forme jamais ces amas de vase qui, mis à découvert pendant l'été, laissent échapper des effluves délétères; et qu'on ne voit guère non plus ces flaques d'eau répandues dans les prairies voisines, dont l'évaporation par la chaleur a le même inconvénient. Sous ce rapport, la vallée de l'Essone est peut-être moins bien partagée, en raison de la moindre valeur de ses moulins ; cette vallée est aussi moins boisée.

Les collines qui encaissent le cours de nos principales rivières, sont assez abruptes ; elles sont en général de trente-cinq à quarante mètres d'élévation, sont peu fertiles, et où elles ne sont pas incultes, leur surface est couverte de quelques vignes et de céréales. Une grande quantité de roches de grès sont saillantes à la surface du sol, et celui-ci est presque partout constitué par ce sable fin, plus ou moins blanc, connu sous le nom de *sablon d'Etampes*, recouvert en beaucoup d'endroits par une couche de tuf calcaire plus ou moins épaisse ; le tout surmonté d'un peu de terre végétale assez peu riche en général.

Les vallées que parcourent les plus petits ruisseaux de l'arrondissement, sont beaucoup plus larges que les précédentes ; elles sont presque toutes constituées par un terrain riche et profond, quoique sablonneux.

Indépendamment des vallées à cours d'eau ou humides, il en existe un certain nombre qu'on appelle *sèches*, par opposition ; elles offrent en général le même sol que les précédentes, et se confondent bientôt avec les deux espèces de celles dont je viens de parler.

Des plateaux d'une largeur variable s'étendent entre ces vallées jusques aux confins les plus septentrionaux de l'arrondissement, et se terminent par des croupes en éperon, presque toujours abruptes; ils sont de niveau avec les plaines de Beauce, dont ils ne sont, du reste, que la continuation. Le terrain de ces plaines, presque partout fertile, est calcaire et léger dans la plus grande partie de leur étendue; il est fort et argileux vers leur nord-ouest; on y rencontre çà et là quelques parties boisées, principalement au nord.

Les eaux qui arrosent notre contrée, sont naturellement fort limpides et nullement malfaisantes. A l'époque des curages et des fauchages des rivières, elles deviennent nécessairement troubles et bourbeuses. Jusqu'à présent elles n'ont pas été, que je sache, analysées chimiquement; aussi je ne saurais dire quelles sont les matières étrangères qu'elles tiennent en dissolution, et dans quelles proportions elles en renferment. * Toutefois, les rivières de

* Aux environs d'Etampes, dans la vallée de Juine, on voit au fond des nombreux, petits ruisseaux qui la sillonnent, et qui sont alimentés par des sources, une substance rouge qui paraît être du sous-carbonate de fer. Après l'automne, lorsqu'ils sont remplis de feuilles, celles-ci en sont surtout recouvertes d'une manière remarquable; l'eau même a un petit goût métallique, et elle abandonne un dépôt ferrugineux dans les carafes où on la laisse reposer.

Louette et de Chalouette contiennent une assez grande quantité de carbonate calcaire, qui y est dissous à l'aide d'un excès d'acide carbonique; lequel, venant à se dégager, laisse ce sel s'attacher aux différents corps qui agitent ces eaux, comme les planches dites *aubages* des roues de moulin, lesquelles en sont recouvertes d'une épaisseur d'un centimètre et plus. Cette matière a incrusté également les roseaux qui couvraient autrefois le fond de la vallée de ces ruisseaux, de manière à former une multitude de tuyaux qui constituent une couche de plusieurs mètres située au dessous du sol végétal de celle-ci. Les eaux de puits sont presque toutes chargées de matières séléniteuses qui les empêchent de cuire les légumes et de dissoudre le savon; généralement toutefois, dans les pays de plaine, là où l'eau de rivière et de fontaine manque, chose, on peut dire, providentielle, celle des puits, qui y sont extrêmement profonds, est de bonne nature et n'a pas les mêmes inconvénients que celle des puits de vallée.

La température et toutes les conditions météorologiques de l'atmosphère, la direction la plus constante des vents, les cultures, sont à peu près les mêmes que sous le climat de Paris, dont la latitude diffère de la nôtre à peine d'un demi-degré.

L'arrondissement d'Etampes est divisé en quatre cantons, comprenant soixante-neuf communes, avec une population de quarante et un mille âmes ou à peu près. Les communes peuvent être partagées en trois classes, suivant le genre de localités qu'elles occupent. Les premières, au nombre de trente-neuf, sont situées dans les vallées à cours d'eau ; elles ont vingt-neuf mille habitants. La seconde classe ou celle des vallons secs n'en comprend que sept, et ne compte que trois mille deux cents âmes. La troisième, enfin, celle des plateaux; il y en a vingt-trois, avec sept mille cinq cents habitants, en nombre rond.

Les demeures occupées par la population rurale, généralement basses, n'ont qu'un rez-de-chaussée avec sol en terre chez les petits paysans, et carrelé seulement chez les gens aisés et dans les fermes. Le long des vallées, elles sont surtout humides, en raison de leur encaissement à mi-côte et du grès qui entre dans leur construction. Bien que l'air y ait un libre accès par les portes et les énormes cheminées, cependant celui-ci n'est guère renouvelé pendant le sommeil des habitants, enfouis presque toujours alors dans des alcôves fermées à peu près hermétiquement, et qu'achèvent de clore d'épais rideaux de serge. Dans les cours des maisons, des marres d'eau croupissante, mêlée aux urines des animaux et des tas de fumier, exhalent, surtout l'été, une odeur plus ou moins fétide. Il est juste de dire que depuis plusieurs années on bâtit généralement d'une manière plus salubre : on exhausse le sol des habitations, et l'on en rejette le grès autant que faire se peut. On commence même à voir à la campagne un certain nombre de maisons à un étage. Une habitude, moins salubre peut-être, tend à s'y établir : c'est celle des poêles, au lieu des cheminées.

Le plus grand nombre de nos concitoyens ruraux est livré à la culture. Il y a peu de fabriques, encore sont-elles disséminées, et, étant toujours situées dans les campagnes, les ouvriers s'y livrent alternativement aux travaux industriels et à ceux des champs, ce qui en atténue beaucoup les fâcheux effets. La nourriture est toujours, sinon de très bonne nature, du moins suffisante. Beaucoup de paysans mangent de la viande fraîche plusieurs fois par semaine, la plupart au moins du porc salé. Ils boivent presque tous un peu de vin du crû, qui n'est guère généreux, mais qui leur vaut mieux que de l'eau; dans quelques parties, surtout a l'ouest, ils usent assez fréquemment de cidre. Le vêtement est convenable chez le plus grand nombre, suivant la saison.

Enfin, il y a peu de profonde misère dans nos campagnes ; aussi la population en est-elle forte et robuste, peu exposée aux affections qui proviennent d'une constitution viciée. Bien que les mœurs n'y soient pas d'une pureté extrême, on y voit peu ce qu'on peut appeler de *libertinage;* partant, point ou presque point de maladies siphilitiques. L'ivrognerie, moins connue qu'à la ville, n'y est cependant pas rare, dans les grosses communes notamment.

On ne compte guère qu'une ville dans l'arrondissement : c'est le chef-lieu, dont je parlerai en particulier. Les autres communes les plus importantes sont plutôt des bourgs plus ou moins peuplés; il faut pourtant en excepter Milly, jolie petite ville de deux mille âmes. Ces localités secondaires ayantpeu d'habitudes industrielles, doivent être classées, sous le rapport hygiénique et en raison de leurs occupations agricoles, parmi les populations purement rurales.

Les maladies endémiques sont rares dans l'arrondissement d'Etampes. On y observe cependant un certain nombre de fièvres intermittentes, surtout dans les vallées humides; celle de l'Essone en fournit un plus grand nombre en raison de ses débordements dans certains points, et de ses tourbières. Les affections épidémiques qu'on y rencontre le plus fréquemment, en dehors des fièvres éruptives, sont la dyssenterie, qui règne assez souvent vers la fin de l'été, particulièrement lorsqu'il y a eu beaucoup de fruits : les vallées en fournissent plus ordinairement que les plaines; et une maladie qui enlève à cette époque de l'année, et particulièrement celle-ci a été fort chaude, une très grande quantité d'enfants pendant l'éruption dentaire, je l'ai désignée dans un mémoire que j'ai publié, il y a plusieurs années, dans les *Archives générales de Médecine et de Chirurgie*, sous le nom de *Cholérine des Enfants pendant la première dentition.* Il ne faut pas la confondre avec le choléra asiatique, dont elle diffère d'ailleurs en plusieurs points. Toutefois, elle est peut-être plus meurtrière que ce dernier.

Ainsi que je l'ai dit plus haut, la seule localité importante de notre contrée est Etampes. Cette ville, située dans la riante vallée de la Juine, au moment où elle s'unit à celle de la Louette et la Chalouette, est beaucoup plus longue que large, ainsi que toutes les cités qui se sont établies le long des grandes voies de communication. On peut la distinguer en *ville proprement dite*, jadis entourée de murailles dont il reste de nombreux vestiges, en *faubourg*. La ville elle-même forme à peu près un triangle isocèle, dont la base, dirigée du côté de Paris, a quatre cents mètres de développement, et est longée par une belle promenade, désignée sous le nom de *Port*, parce que, quand la Juine était navigable, c'était là qu'on embarquait les marchandises. Des deux autres côtés, le droit, en remontant vers le sud, est longé par le cours d'eau résultant de la réunion des ruisseaux de Louette et Chalouette, qui se confondent à l'entrée méridionale de la ville, au lieu dit *les Portreaux*. Il y a en ce point un petit fortin assez curieux, par l'intérieur duquel on déverse l'eau, au besoin, dans la prairie. Le courant d'eau que je viens d'indiquer, passe dans les maisons du côté correspondant de la rue, entre cour et jardin; il alimente plusieurs moulins, et il sert aussi à de nombreux lavoirs de laine. Malheureusement les latrines de toutes les maisons qu'il traverse, sont situées au dessus. L'autre côté forme la grande rue actuelle ou la route, laquelle est située à mi-côte. Les deux côtés ou rues que je viens d'indiquer, limitent la ville; ils se réunissent à son extrémité sud, là où elle se continue avec le faubourg Saint-Martin. Vers la base du triangle que décrit Etampes, se trouve la partie la plus populeuse de celle-ci; elle est formée par les deux paroisses, Notre-Dame et Saint-Basile. On y rencontre un assez grand nombre de rues, la plupart transversales aux précédentes. Devant l'église de Notre-Dame existe une place assez allongée, mais d'une largeur médiocre, où se tient le marché aux denrées. A sa partie méridionale on trouve d'abord ce qu'on appelle les *Ruelles*, contenant peu de maisons et beaucoup de jardins; puis, tout-à-fait au sud, une grande place allongée dite *marché de Saint-Gilles*, à cause de l'église de ce nom qui y est située. Ce marché est celui des grains. La longueur de la ville est de douze à treize cents mètres.

Le faubourg Méridional ou de Saint-Martin, long de dix-huit mètres, simple d'abord, s'élargit vers la fin, et là un assez grand nombre de rues transversales rayonnent autour de l'église qui lui a valu son nom. Le quartier est environné par les deux petites rivières qui se réunissent à l'entrée de la ville.

Le second faubourg, appelé *Saint-Pierre*, d'une église qu'il contenait, se réunit perpendiculairement au côté gauche d'Etampes, près de la base du triangle qu'elle forme. Il est composé de deux parties : la première, appelée *Pusay*, n'est qu'une simple rue, occupant en travers l'ancien lit des rivières d'Etampes. Il est encore traversé par sept ou huit cours d'eau qui en dérivent. Le Pusay est séparé de la seconde partie ou faubourg proprement dit, par le cours de la Juine, qui est forcé et suspendu. Cette dernière portion du faubourg a plusieurs rues qui coupent à angle droit la principale, qui elle-même se bifurque avant la sortie de la ville. La longueur du faubourg Saint-Pierre est de mille mètres; de sorte que d'une extrémité à l'autre d'Etampes, on compte à peu près quatre kilomètres sans interruption de maisons. *

Vers le côté nord de la ville on trouve encore, sur la continuation de ces deux rues principales, un certain nombre de maisons dont l'ensemble a reçu le nom de *Capucins*, à cause d'un ancien couvent de ces moines qui y existait; on l'appelle aussi *faubourg Evêque.*

L'ensemble de notre cité peut être considéré comme représentant une équerre de menuisier, dont la grande branche serait dirigée du nord au sud, et la petite de l'ouest à l'est; cette équerre présenterait à son angle rentrant un notable épaisissement, et serait pâtée à ses extrémités.

Les rues d'Etampes sont presque toutes larges, aérées, nettes et bien percées. La hauteur des maisons dépasse rarement un étage; dans les faubourgs elles ressemblent à celles des communes rurales, et n'ont guère qu'un rez-de-chaussée. Les matériaux de construction en sont de bonne nature en général, surtout de-

* Ces mesures sont des à-peu-près, et n'ont pas été prises géométriquement.

puis la première attaque du choléra. La distribution et l'assainissement sont aussi bien plus recherchés depuis cette époque.

Notre population est de huit mille habitants On rencontre chez nous deux principales industries, qui sont la mennerie et le lavage de la laine, uni ordinairement à la mégisserie. Ces industries occupent de nombreux ouvriers; mais ils ne sont jamais, comme dans les pays de fabrique proprement dits, réunis en grand nombre aux ateliers. A chacune de ces deux professions sont attachés quelques inconvénients pour la santé des travailleurs. La poussière de la farine et celle des grains rendent les meuniers très sujets aux affections chroniques du poumon et des organes de la circulation, ainsi qu'aux maladies de la peau. Quant aux taneurs-mégissiers, leur maladie la plus commune est la *pustule maligne* ou *charbon*, qui en enlève un certain nombre, ou au moins les rend souvent difformes, bien que les matières soumises à cette dernière profession exhalent par fois une odeur putride insupportable; je ne sache pas qu'il en soit résulté jamais de maladie épidémique, ou même individuelle. La ville renferme encore quelques établissements dits *insalubres*, comme tannerie, fonderie de suif, ceux-ci, étant situés dans un faubourg très aéré, ne peuvent produire aucun inconvénient.

Les faubourgs sont occupés presque exclusivement par des cultivateurs. Le plus grand nombre des individus de la classe ouvrière sont logés sainement et assez confortablement au premier étage.

La phthisie, les scrofules, sans être rares, sont loin d'être aussi multipliés que dans d'autres localités de cette importance; les affections épidémiques n'y sont pas ordinairement plus communes et plus meurtrières que partout ailleurs; on n'y observe les fièvres intermittentes qu'assez rarement, même dans le quartier du Peray. La siphilis n'y est non plus pas très fréquente, quoique plus répandue qu'à la campagne.

L'ivrognerie n'est pas rare parmi les portefaix occupés à décharger les grains. On rencontre souvent chez eux le *delirium tremens*, qu'ils appellent du nom singulier de *mulot;* il est parfois promptement mortel.

Enfin, la population est en général assez aisée; il y existe sans doute des pauvres, mais peu manquent de secours suffisants, et beaucoup, même parmi ces derniers, sont mieux nourris et mieux vêtus que des artisans laborieux.

Je me suis beaucoup étendu, trop peut-être, sur la description que je viens de donner; mais j'ai pensé que pour une maladie épidémique, de la gravité de celle qui nous occupe, dont la marche * et les conditions de développement ont échappé jusqu'ici à la plus sévère investigation, je ne devais omettre aucun détail relatif à notre localité, afin que la comparaison avec les circonstances offertes dans d'autres pays, pût aider à mettre sur la voie des causes jusqu'ici si mystérieuses qui président à son invasion.

Avant de continuer, je crois devoir exposer le plan que je me propose de suivre dans la suite de ce mémoire. Je commencerai par décrire l'épidémie de 1832, et je dois dire que j'en traiterai partie par un souvenir qui est resté profondément gravé dans mon esprit, et partie d'après le peu de documents officiels que j'ai pu me procurer, et d'après aussi les rapports et les conversations fréquentes que j'ai eus avec mes confrères de la localité qui y exerçaient à cette époque; je ne présenterai, comme je l'ai dit plus haut, qu'un exposé succinct des principaux phénomènes de l'épidémie, et les résultats qu'elle a produits; puis j'en ferai autant pour celle de 1849; ensuite je tâcherai de faire ressortir les ressemblances et les dissemblances des deux invasions cholériques; et enfin, je

* J'entends ici par marche le mode de diffusion du mal dans une contrée, et non la succession des phénomènes morbides qui le constituent.

chercherai à tirer le peu de conséquences utiles que l'observation aura pu nous fournir, relativement à la prophilaxie et au traitement qu'il convient d'opposer à cette terrible maladie.

Apparition, Marche, Résultats.

On sait que c'est vers la fin de mars 1832 que le choléra apparut dans la capitale de la France; trois semaines après, nous en observions chez nous le premier cas sur un homme du pays qui ne l'avait pas quitté. Il est à noter que l'épidémie arriva directement de Paris à Etampes, sans atteindre les localités intermédiaires, qui ne furent envahies que consécutivement. Jusqu'à la fin de la première semaine de mai, il n'y eut journellement qu'un très petit nombre de nouveaux malades; mais à partir du 9, et bien que la température eût baissé d'une manière sensible, la proportion en augmenta considérablement. De cette dernière date au 17 y compris, nous en observâmes cent trente et un cas; le nombre des morts s'éleva, dans une journée, à trente-cinq; puis la quantité alla brusquement en décroissant, et se maintint au chiffre de trois ou quatre par jour, pendant trois semaines. Après être descendu à un ou deux vers la mi-juin, ce chiffre remonta de quatre à cinq pendant un septennaire. Cette recrudescence ne put être attribuée à aucune cause bien appréciable; puis enfin, la maladie, sans disparaître absolument, n'offrit plus guère qu'un seul exemple, tous les deux ou trois jours. Le dernier cas observé à Etampes est du 11 septembre; de sorte que la maladie y a duré environ cinq mois.

L'épidémie ne tarda pas à se répandre dans les communes rurales de notre arrondissement, mais d'une manière irrégulière, sans raison appréciable, et comme au hasard. A la fin d'avril, plusieurs de celles-ci, soit en vallée, soit en plaine, sont déjà envahies; le nombre va continuellement en augmentant jusqu'au milieu de juillet, puis il diminue en août et en septembre, et les relevés officiels cessent à la mi-octobre.

Sur soixante-huit communes rurales, trente-trois furent atteintes. La maladie, à de rares exceptions près, ne dura guère dans chacune d'elles au delà de trois à quatre semaines; le maximum des malades arriva dix à douze jours après l'invasion dans ces petits centres de population, et n'y eut que peu ou point de recrudescence. Le nombre des cas fut loin d'être en rapport avec l'importance des pays attaqués. Ainsi la petite commune de Thionville, située dans les plaines de Beauce, sur quatre-vingt-dix habitants, eut trente-deux malades et quatorze décès, tandis que Milly, avec deux mille âmes, n'eut que six malades, dont quatre décès seulement.

Comme pour la description topographique de l'arrondissement, je partagerai en trois classes les communes atteintes par le fléau : 1° celles des vallées arrosées ; 2° celles des vallées sèches; 3° celles de la plaine.

Celles de la première classe, au nombre de trente-neuf, avec une population de vingt-neuf mille habitants, en eurent vingt-deux d'envahies, comprenant vingt-quatre mille âmes. On y compta douze cent quatre-vingt-quatorze malades, ou un sur vingt à peu près, et cinq cent deux morts, ou un sur quarante-huit; si on n'a égard qu'à la partie de la population chez laquelle a sévi le mal, et, sur l'ensemble, un malade sur vingt-trois, et un mort sur cinquante-huit.

Etampes, qui rentre dans cette catégorie, a eu, sur huit mille habitants, sept cent quatre-vingt-cinq malades et deux cent quatre-vingt-quinze morts.

La seconde classe, qui en comprend sept, contenant trois mille deux cents âmes, n'en eut que trois d'attaquées, avec une population de quinze cent quatorze habitants; on y compta cent dix-huit malades, ou un sur treize, et quarante-et-un morts, ou un sur trente-sept. Eu égard à l'ensemble de cette population, c'est un malade sur vingt-sept, et un mort sur soixante-dix-sept.

Enfin, parmi les communes situées sur les plateaux, au nombre de vingt-trois, comptant sept mille cinq cents âmes, il y en eut onze d'infectées, avec quatre mille six cent cinquante habitants; ces dernières eurent quatre cent vingt-six malades, ce qui fait un sur onze, et cent soixante-dix décès, ou un sur trente-deux: c'est, sur le tout, un malade sur dix-huit, et un décès sur quarante-six et demi.

D'après ces calculs, dont j'ai éliminé les fractions, on voit que la population des communes atteintes par le fléau asiatique, est bien plus considérable dans la première catégorie, bien que la quantité des malades et des morts y soit relativement moindre que dans les deux autres.

La seconde, qui compte moins de la moitié de sa population en proie au mal, a cependant plus de malades proportionnellement dans sa partie affectée et plus de morts que la précédente.

La troisième, n'ayant guère eu non plus au delà de la moitié de ses habitants sous l'influence de l'épidémie, offre une proportion bien plus considérable de malades et de décès, et pourtant les conditions hygiéniques paraissent ici plus favorables, puisque les pays qui la constituent sont tous situés sur des plaines à terrain calcaire, et où l'eau ne séjourne jamais que dans les mares, qui rarement se dessèchent, et n'exhalent aucun miasme délétère.

Si nous récapitulons le nombre des malades et celui des décès, nous trouvons que sur les quarante et un mille habitants qu'il contient, l'arrondissement d'Etampes a présenté mille huit cent trente-huit cas de choléra, dont sept cent treize terminés par la mort : c'est un malade sur vingt-deux, et un mort sur cinquante-quatre.

Il eût été sans doute très important de pouvoir donner ici la proportion des individus atteints, eu égard à l'âge, au sexe, aux diverses professions, et à leur état de santé habituel; mais il m'a été de toute impossibilité de me procurer aucun renseignement officiel à ce sujet. Je puis dire toutefois, en consultant mes souvenirs, que l'affection sévissait particulièrement sur l'âge adulte, en général, plus sur les hommes que sur les femmes; peu d'enfants, mais un grand nombre de vieillards en furent victimes. Bien qu'on crût généralement à cette époque que les femmes enceintes en étaient exemptes, j'en ai vu succomber plusieurs à différentes époques de la grossèsse. En général, à la ville comme à la campagne, le même genre de personnes fut atteint ; on observa pourtant quelque différence de commune à commune. Ainsi, dans certaines, il y eut plus de femmes que d'hommes atteintes par le fléau; dans quelques-unes, celle de Morigny en particulier, il y eut un assez grand nombre d'enfants; mais, je le répète, n'ayant point de données officielles, je ne puis rien préciser sous ce rapport.

Symptômes, Durée, Terminaison.

L'apparition du mal fut rarement brusque. Une diarrhée, bilieuse d'abord, puis séreuse, accompagnée de coliques plus ou moins vives et de bruyants borborygmes, préexista généralement un, deux, ou plusieurs jours avant le développement des symptômes caractéristiques. Un malaise général, de l'inappétence s'y joignaient dans presque tous les cas; puis bientôt vomissements abondants, faciles, de matières alimentaires en premier lieu, et ensuite de liquides cholériques, selles presque incessantes, des plus copieuses et presque toujours sans douleur; altération profonde, instantanée, des traits de la face, excavation des orbites, voix éteinte, crampes horriblement douloureuses dans les mollets, les orteils, les muscles de l'avant-bras, des mains et même du tronc; diminution rapide et accélération plus ou moins considérable du pouls qui, dans le plus grand nombre des cas, disparaît au bout d'une heure ou deux; le cœur et les artères centrales ne présentent plus qu'un léger frémissement; refroidissement général, mais surtout des extrémités; teinte bleue, ardoisée, des téguments; une sueur glacée et gluante inonde tout le corps; la peau des mains et des pieds est plissée et ramollie comme les téguments d'un cadavre qui a longtemps séjourné sous l'eau; soif inextinguible; langue humide, violacée, froide et couverte d'un léger enduit; oppression et anxiété des plus vives; l'air expiré est froid; tintement d'oreilles; somnolence, quand les crampes cessent un instant: alors les yeux restent ouverts; sécrétion urinaire nulle; moral inerte; les évacuations et les autres symptômes augmentent; il survient bientôt du hoquet, des lipothimies, et enfin la mort ne tarde pas à mettre un terme à tant de souffrances. Celle-ci a lieu alors sans agonie, et presque toujours après une cessation plus ou moins longue des déjections cholériques. Lorsque le mal affectait cette acuité, six ou huit heures suffisaient quelquefois pour enlever le malade, qui parfois se prolongeait jusqu'à trente ou trente-six heures.

La mort ne fut pas toujours et heureusement le résultat des attaques même les plus violentes; dans les cas heureux, on voyait les vomissements et les selles devenir de plus en plus rares, prendre une teinte jaunâtre, quelquefois d'un vert plus ou moins foncé, devenir plus épaisses, le pouls revenir aux artères radiales, la chaleur se montrer aux extrémités, la peau reprendre sa coloration, les urines reparaître : elles étaient, à leur première émission, presque toujours limpides et abondantes; en un mot, tout l'appareil symptomatique décrit ci-dessus disparaissait peu à peu; au bout de quelques jours l'appétit se faisait sentir, et il ne restait plus qu'une grande faiblesse et une fatigue douloureuse dans les muscles qui avaient été le siège des crampes; ces symptômes de retour recevaient alors, comme ils l'ont reçu depuis, le nom de *réaction*. Cette dernière fut loin de se tenir toujours dans des termes modérés. Assez fréquemment il survenait une fièvre violente, de la céphalalgie, du délire, ou un état congestionnaire, qui pourtant fut rarement mortel. Dans ces cas beaucoup plus communs, la *réaction* était incomplète ; la chaleur et le pouls ne reparaissaient qu'imparfaitement et par moments; l'agitation, l'anxiété et la somnolence, les yeux ouverts et injectés, ne disparaissaient qu'en partie; les évacuations par haut et par bas étaient d'un vert des plus foncés; parfois les évacuations alvines s'épaississaient, puis redevenaient claires et bilieuses; les crampes avaient déjà cessé depuis longtemps du reste; les urines, claires et assez abondantes une première fois, s'arrêtaient de nouveau ou étaient fort rares et très colorées; enfin le refroidissement, l'absence du pouls, la faiblesse faisant de nouveaux progrès, la mort ne tardait pas à arriver presque sans agonie non plus; il s'écoulait quelquefois trois, quatre et même huit jours entre celle-ci et l'apparition des premiers accidents.

Assez fréquemment on vit les malades tomber dans une sorte de typhoïdie, caractérisée par la stupeur, la fièvre, la face hippocratique, des déjections fétides, de la surdité, et tous les symptômes de cette affection; la mort arrivait presque fatalement dans ces circonstances.

Une seule fois j'ai observé, pendant une convalescence apparente, le développement d'une parotide volumineuse; l'individu, adonné d'ailleurs à la boisson, ne tarda pas à tomber dans la torpeur et à succomber, sans tendance à la suppuration dans la tumeur.

Une fois aussi j'ai vu l'affection cholérique affecter une forme intermittente tierce bien marquée, et constituer une vraie *pernicieuse cholérique* chez un sujet jeune et vigoureux;

une forte dose de sel de kinine ne tarda pas à en triompher.

Comme dans beaucoup d'épidémies, toutes les affections intercurrentes avaient une grande tendance à revêtir la forme de la maladie régnante, et alors elles étaient le plus souvent mortelles.

Un certain nombre de malades rendit des vers lombrics, soit par haut, soit par bas, moins pourtant qu'à la dernière épidémie; je ne me rappelle pas avoir observé l'éruption cutanée qui a été si commune cette année, après la cessation des accidents primitifs.

Enfin, je ne crois pas que des malades aient succombé, comme en 1849, sans avoir éprouvé des vomissements et des crampes.

La convalescence arrivant après des accidents primitifs de courte durée, était, on le concevra facilement, moins longue et moins pénible que lorsqu'il était survenu des symptômes secondaires plus ou moins graves; pourtant, chez un certain nombre, quelle qu'ait été la durée du mal, on observait parfois une douleur très vive à l'épigastre, des digestions pénibles, laborieuses, souvent suivies de vomissements, une constipation plus ou moins rebelle, accidents qui persistaient durant des semaines et même des mois.

Dans l'épidémie de 1832, comme dans la dernière, on donna le nom de *cholérine* aux accidents légers survenus sous l'influence du principe épidémique, tels que diarrhée plus ou moins aqueuse, légers vomissements accompagnés ou non de perte d'appétit et de malaise général. On peut dire qu'alors, ainsi qu'en 1849, il est peu de personnes qui n'aient éprouvé quelque borborygme et quelque dérangement dans l'appétit et les fonctions digestives. La singulière affection connue sous le nom de *suette*, et que j'ai décrite dans un mémoire publié à la fin de 1849 dans les *Archives générales de Médecine et de Chirurgie*, fut aussi très commune, moins toutefois qu'à la dernière attaque.

Diagnostic.

Bien que n'ayant point encore observé d'épidémies de cette nature, l'attention était trop fortement dirigée vers tout ce qui s'y rapportait, et ses symptômes étaient par trop spéciaux, pour qu'on pût s'y tromper; d'ailleurs elle offrait une telle analogie avec le *choléra sporadique*, dont on voit presque tous les ans quelques cas dans les grandes chaleurs, en plus grand nombre toutefois depuis la première épidémie, que je ne m'étendrai pas plus longtemps sur son diagnostic différentiel ; j'ajouterai seulement qu'il fallait une certitude absolue, et qu'aucun doute ne restât sur l'invasion du mal dans la localité, pour prononcer le mot fatal; presque toujours, même au début, on ne manquait pas d'attribuer les accidents cholériques à l'indigestion, à l'ivresse, à la peur, ou à tout autre cause qu'à la véritable; aussi le médecin qui émettait de suite son opinion, quoiqu'elle ne fût malheureusement que trop fondée, s'exposait à être considéré, ou comme ignorant, ou comme cherchant, par un motif quelconque, à jeter le trouble et la consternation dans le pays. On devait donc user alors de circonlocution et de beaucoup de prudence. Depuis que le nom de *Choléra* est passé, si je puis m'exprimer ainsi, dans le domaine public, il faut user de la même réserve, lorsqu'on est appelé auprès des malades qui en sont atteints d'une manière sporadique.

Pronostic.

Parmi les maladies populaires, il en est peu, sans en excepter la peste d'Orient, qui présentent un caractère aussi éminemment et aussi rapidement fâcheux; on peut affirmer, à coup sûr, que sur les malades atteints à cette époque, dans les localités où le mal asiatique sévissait, on n'en voyait aucun revenir pendant le premier septennaire; ils succombaient presque tous à ce que j'appellerai les symptômes primitifs, et cela en dix, quinze, vingt-quatre ou trente-six heures; dans certaines circonstances, il survenait quelques symptômes réactionnaires imparfaits, et le patient s'éteignait quelques jours plus tard.

Dans le cours de la seconde et surtout pendant la troisième semaine, quelques-uns guérissaient, et cela avec la même force apparente du mal. Le premier mois passé, le plus grand nombre se rétablissait, et vers la fin de l'épidémie, il n'en périssait que fort peu.

La mortalité fut plus considérable, toute proportion gardée, chez les vieillards que chez les adultes, et surtout que chez les enfants; les gens valétudinaires, les ivrognes en furent presque toujours victimes. Ceux qui étaient en proie à des maladies intercurrentes, revêtant la forme épidémique, succombaient presque tous. Du petit nombre de femmes enceintes qui furent frappées, je ne sache pas qu'aucune soit revenue. Du reste, on vit un certain nombre de gens dans la force de l'âge et très robustes en être emportés d'une manière foudroyante.

Lorsqu'une réaction fébrile, franche, caractérisée par le retour de la chaleur et du pouls, par la sécrétion ou la diminution des évacuations devenues alors d'une nature bilieuse, par la réapparition de la sécrétion urinaire, et, en un mot, par la diminution ou la cessation de tous les symptômes cholériques graves, on pouvait affirmer que la terminaison serait heureuse. Dans quelques circonstances, ces accidents réactionnaires furent incomplets ; on voyait alors ou des symptômes dits *typhoïdes* survenir, ou un délire comateux, ou bien encore une alternative d'amélioration et de recrudescence des caractères de l'épidémie, et la mort arrivait après quatre, six et même dix jours. Une seule fois, comme je l'ai déjà dit, j'ai vu un malade être emporté par la rétrocession d'une parotide qui s'était manifestée pendant une convalescence apparente.

Ouvertures Cadavériques.

Trois ou quatre autopsies furent pratiquées dans notre hôpital, au début de la maladie; elles ne nous apprirent rien qui ne fût bien connu à cet égard. Je dois mentionner cependant un fait de nature on peut dire effrayante, qui a été signalé, du reste, par plusieurs auteurs : c'est la conservation des mouvements musculaires après la mort, et jusqu'au refroidissement cadavérique. Il m'est arrivé souvent, lorsque les bras étaient étendus le long du corps, de les placer en travers de la poitrine, *et vice versâ*; aussitôt ces membres se reportaient d'eux-mêmes, avec une certaine lenteur, dans la place qu'ils occupaient d'abord. On ne pouvait attribuer ce mouvement à l'élasticité des tissus, mais bien à une contraction fibrillaire des muscles, analogue à celle qui a lieu pendant la vie.

Causes prédisposantes.

Je ne chercherai pas à augmenter le nombre des hypothèses qui ont été imaginées sur la cause première de l'épidémie; je m'en tiendrai aux faits sensibles et pratiques, et ne parlerai que des circonstances qui rendent l'invasion du fléau plus facile et plus commune, ou des causes *prédisposantes* ou *occasionnelles*. Parmi celles-ci, on peut placer en première ligne une alimentation insuffisante, irrégulière et de mauvaise nature, et l'ivrognerie; l'insalubrité du logement, le manque d'air, et l'impossibilité plus ou moins absolue de le renouveler; le défaut d'insolation; des miasmes s'élevant des cours étroites, humides, ou des lieux environnants; la cohabitation d'un grand nombre d'individus dans la même pièce; un vêtement non suffisamment chaud, paraissent avoir une grande influence sur le développement du mal, et c'est là, sans aucun doute, ce qui a rendu la classe des artisans la victime presque exclusive de l'épidémie.

Certaines professions nous ont paru propres à augmenter les chances de la contracter. Ainsi nous avons vu, toute proportion gardée, les fossoyeurs, les officiers d'église, les gardes-malades, en être frappés en plus grand nombre.

Je dois dire ici que les ouvriers très nombreux qui sont occupés chez nous aux travaux de tannerie, d'écarissage et de mégisserie surtout, n'en ont pas été plus fréquemment atteints que ceux des autres états, bien qu'ils vivent habituellement dans un air plus ou moins infecté d'odeurs putrides. Un fait encore assez bizarre, c'est que la maladie, qui n'a guère atteint, dans ses premières phases au moins, que des artisans, ait fait très peu de victimes parmi les mendiants. Cela tient probablement à ce que ces derniers, sous une apparence de misère plus grande, sont néanmoins mieux nourris.

Les maladies intercurrentes, l'état valétudinaire habituel, nous ont paru encore favoriser l'invasion du fléau, et le rendre plus meurtrier.

Quelle influence la peur, et en général les passions de nature triste ont-elles eue sur le développement du choléra? On a, je crois, beaucoup exagéré l'influence des causes morales comme productrices du mal; toutefois, je n'entends pas en nier l'action d'une manière absolue. Il est en effet naturel de penser que ce qui enlève le ressort de l'économie, tout ce qui l'énerve, doit disposer celle-ci à contracter une maladie épidémique qui semble porter sa principale action destructive sur les fonctions de l'innervation et de la nutrition; cependant c'est plutôt par induction que par suite d'une observation bien exacte, qu'on a admis ce genre de cause. Ce qu'il y a de certain, c'est que, dans les deux apparitions que le mal a faites chez nous, les personnes les plus timorées ont plutôt été atteintes de *suette*, et que cette maladie. arrivée à un certain degré de développement, nous a semblé, dans le plus grand nombre de cas, être un préservatif du choléra.

La température chaude, humide, orageuse, n'a paru avoir ici qu'une influence médiocre sur l'épidémie de 1832. En effet, nous trouvons que cette dernière a atteint son *summum* d'intensité dans la deuxième semaine de mai, et je me rappelle qu'il gelait alors à glace presque tous les matins; il n'y eut guère à Etampes, ni dans les autres communes de l'arrondissement, de recrudescence très manifeste sous l'influence de l'état de l'atmosphère.

On a encore signalé, et avec raison, ce me

semble, une cause qui paraissait particulièrement développer les accidents cholériques : je veux parler des excès vénériens. Il est facile de concevoir la difficulté de constater ces excès ; aussi je ne pourrai en rien dire pratiquement.

Traitement.

Je diviserai en trois parties distinctes le traitement employé par nous en 1832, pour combattre le fléau asiatique. D'abord je m'occuperai du traitement curatif, puis de celui qui consiste à attaquer le mal lorsqu'il n'est encore, à proprement parler, qu'à l'état d'incubation ; ce traitement est ainsi moitié curatif et moitié prophilactique. Enfin, je terminerai ce chapitre par la prophilaxie proprement dite.

Il est facile de comprendre que notre défaut d'expérience dans l'emploi des moyens propres à attaquer cette fâcheuse maladie, dut nous faire admettre les agents curatifs préconisés par les praticiens du Nord et les médecins Indo-Européens, abstraction faite pourtant des purgatifs, notamment du colomel, si prodigué dans l'Inde, cette dernière partie de la médication que je viens d'indiquer étant à cette époque entièrement bannie de nos habitudes thérapeutiques, en raison des opinions médicales régnantes. Quoi qu'il en soit, à l'époque de l'invasion du mal, tous les pauvres patients étaient indistinctement phlébotomisés; de nombreuses sangsues étaient appliquées à l'épigastre ou à l'anus; nous obtenions alors un sang d'un noir foncé, visqueux, bavant, analogue, pour l'aspect, à de la mélasse; la séparation du caillot et de la fibrine se faisait avec peine, et le premier restait mollasse et diffluent. Ce genre d'évacuation n'apportait du reste aucun soulagement, et affaiblissait en vain le malheureux malade. En outre, nous mîmes en usage les boissons chaudes, aromatiques, telles que infusions de menthe, poivre, très préconisée alors, de cammomille, de tilleul et de feuilles d'oranger, de thé, ou légèrement astringentes, comme l'eau de riz; ces différents liquides étaient généralement indulcorés avec le sirop de gomme, employé souvent par solution dans de l'eau; l'eau de Seltz fut aussi d'un très grand usage.

Des potions stimulantes, aromatisées, camphrées, éthérées, opiacées, étaient administrées à assez haute dose et à des intervalles rapprochés. Les tisanes précédentes, alcoolisées, soit avec l'eau-de-vie, soit avec le rhum, étaient également conseillées par un assez grand nombre de médecins, notamment par M. Magendie. On avait même donné le nom de ce professeur à ce genre de traitement, que nous essayâmes nous-même très fréquemment. Des lavements émollients, amylacés ou astringents, dans lesquels on ajoutait dix, douze et même quinze gouttes de laudanum, étaient mis en usage à des intervalles de quelques heures.

Comme moyens externes, des sinapismes étaient promenés sur les extrémités inférieures et même supérieures; des frictions réitérées étaient faites sur les parties du corps refroidies, ou qui étaient le siége de crampes. Très souvent encore, nous eûmes recours à des fumigations spiritueuses pratiquées dans le lit même des malades, à l'aide d'appareils fort simples, tels que des cerceaux d'osier, et des briques chauffées, sur lesquelles on versait le liquide spiritueux. On entourait les cholériques de bouteilles d'eau chaude, de sachets de cendres ou de sable chauffés également, ou de tout autre corps pouvant communiquer une chaleur artificielle.

Les moyens curatifs n'ayant malheureusement aucune efficacité, au début de la maladie surtout, la partie de la population la moins instruite leur attribuait les effets fâcheux de l'épidémie, et avait pour eux une répugnance telle, que le mot *potion* dut être banni pendant plusieurs années de notre langage, lorsque nous prescrivions un traitement quelconque pour n'importe quelle affection; les frictions participèrent aussi de cette proscription.

Je ne sache pas qu'aucun de nous ait mis en usage les vomitifs et les purgatifs; les bains généraux furent très rarement conseillés.

L'inefficacité de la plupart des agents curateurs ci-dessus désignés, l'obstination d'un grand nombre d'individus qui, par horreur des médecins et de la médecine, n'avaient voulu recevoir aucun soin, et s'étaient contentés, sans que mort s'en suivît, d'étancher la soif qui les dévorait avec de l'eau fraîche, ne tardèrent pas à nous faire revenir généralement vers une thérapeutique plus simple, et qui, si elle n'avait pas en réalité une action curative plus marquée, n'était pas, à beaucoup près, aussi désagréable dans son emploi, et n'avait pas l'inconvénient positif d'augmenter la prostration du malade.

Dans cette seconde phase du traitement, nous abandonnâmes les émissions sanguines; des boissons froides, acidulées, telles que eau de groseille, limonade, aiguisées d'eau de Seltz, furent généralement prescrites, ainsi que la glace, qui déjà avait été employée au commencement par quelques-uns, et qui était presque toujours trouvée délicieuse. Les opiacés en potion et en lavement, les frictions stimulantes, les rubéfiants aux extrémités et les réchauffants externes de toute nature furent néanmoins continués. Comme, à l'époque où ce dernier traitement fut mis en pratique, il mourait beaucoup moins de malades, le public en fit honneur à notre expérience. Mais hélas! vanité des vanités! Cela tenait tout simplement à la diminution de gravité du fléau.

La convalescence se prolongeant assez longtemps dans quelques cas, et l'estomac conservant fréquemment une grande susceptibilité, nous fûmes presque toujours obligés de ménager beaucoup, dans le principe au moins, la dose des aliments; ceux-ci même, pris en petite quantité, provoquaient souvent des indigestions très fatigantes avec évacuations copieuses de bile verte, porracée par haut et par bas. Un moyen très préconisé alors fut l'emplâtre de thériaque sur l'épigastre. La magnésie calcinée, l'eau de Seltz, les bains généraux, des vêtements suffisamment chauds, des promenades par le beau temps, furent souvent utiles pour hâter le retour à la santé complète.

Il est une partie très importante du traitement du choléra-morbus, c'est celle qu'il convient de mettre en pratique, lorsque le sujet éprouve déjà des symptômes précurseurs du mal, symptômes qui doivent légitimement faire craindre une attaque prochaine plus ou moins violente. J'ai dit plus haut que les moyens mis en usage dans ce cas étaient moitié curatifs et moitié préservatifs. Peuvent-ils toujours, comme beaucoup de praticiens le croient, empêcher le développement complet des accidents cholériques, ou au moins rendre ceux-ci beaucoup moins graves, quand ils ne les arrêtent pas? Il est, suivant moi, très difficile d'émettre à ce sujet une opinion nette et franchement arrêtée, parce qu'en effet, dans les épidémies de choléra comme dans toutes les autres, il y a une foule de cas légers, et qui, bien qu'on n'y apporte aucun remède, n'acquièrent jamais d'intensité; mais il est rationnel de le penser, et il est surtout rassurant de le proclamer.

Les moyens mis en usage en pareil cas ont dû varier suivant les accidents. S'agissait-il d'une simple diarrhée, avec plus ou moins de coliques, sans fièvre et sans perte d'appétit, on conseillait l'eau de riz sucrée, dans laquelle on ajoutait un peu de vin vieux aux repas. Celui de Bourgogne m'a toujours paru préférable à celui de Bordeaux, en ce qu'il a plus de tonicité et plus de corps.

Un ou deux demi-lavements de décoction de graine de lin ou de racine de guimauve, avec addition de huit à dix gouttes de laudanum de Rousseau, pour un adulte, étaient administrés à trois heures au moins des repas, et conservés autant que possible; des cataplasmes émollients, laudanisés ou arrosés d'huile camphrée, devaient être appliqués sur le ventre, en cas de coliques, et si le malade était couché; pendant le lever, on tenait l'abdomen couvert chaudement avec de la flanelle.

Le régime alimentaire devait être peu abondant, et consister en potages gras, panades, œufs frais, peu de viandes rôties, de mouton ou de filet de bœuf; le poisson, le gibier, les légumes herbacés, non venteux et non relâchants, comme artichauts, céléri, asperges, cardon, etc., préparés surtout au jus, pouvaient encore être autorisés, et on ne devait cesser ces précautions que lorsque les légers symptômes éprouvés avaient entièrement cessé. Si les accidents devenaient plus graves, on s'en tenait au bouillon, comme aliment, ou même à une diète absolue. Dans le cas où il existait de légers vomissements ou de simples nausées, l'eau de Seltz était employée avec avantage, soit seule, soit coupée d'eau sucrée. On insistait plus que dans le cas précédent sur les lavements et les applications émollientes sur le ventre. Le repos au lit devenait alors nécessaire.

Tel fut à peu près le mode de traitement mis par nous en usage pour combattre les symptômes précurseurs du mal, et aussi ce qu'on désignait déjà sous le nom de cholérine. Ce traitement est fort simple, comme on le voit, et consiste presque entièrement en des moyens hygiéniques; chacun aussi pouvait facilement le mettre en pratique, s'il n'avait pas un médecin sous la main, ou qu'il n'en voulût pas consulter, en cas de simple dérangement.

En raison de la crainte des malades pour les moyens évacuants, et surtout à cause des théories erronées qui avaient alors cours en médecine sur l'irritabilité intestinale, une méthode qui, je crois, aurait pu avoir en pareil cas plus d'avantage que la précédente, ne dut et ne put pas être tentée : je veux parler des agents purgatifs et surtout des purgatifs salins. Si on doit obtenir de ce genre de médicaments l'effet qu'on en éprouve dans la diarrhée bilieuse et même dans la dyssenterie, c'est, à n'en pas douter, au début des accidents, alors que l'effroyable orage qui a lieu dans le tube digestif n'est pas encore produit dans toute sa violence.

La méthode prophilactique proprement dite de cette terrible affection est celle qui doit être étudiée avec le plus de soin; car jusqu'ici les moyens curatifs n'ayant eu qu'un effet douteux, c'est par elle seulement qu'on pourrait arriver à atténuer les fâcheuses conséquences du mal qui nous occupe. Si on réfléchit en effet à la soudaineté de l'attaque dans la plupart des cas, au flux prodigieux et purement atonique qui a lieu par les pores de la muqueuse intestinale qui a perdu toute propriété absorbante, à l'état de ramollissement de la peau, qui est également impropre à l'absorption, ainsi que celui de la surface pulmonaire, qui ne peut plus servir à l'hématose, en extrayant l'oxigène de l'air, on concevra malheureusement, *à priori*, combien on doit trouver peu de ressources dans nos agents modificateurs du mal, et que c'est surtout à le prévenir qu'il convient de s'attacher.

Parmi les moyens préservateurs, on doit placer d'abord un régime alimentaire convenable; c'est même, et disons-le de suite, ce régime qui fait que les classes aisées de la société dont les habitudes sont plus convenables et plus réglées, sont bien plus rarement atteintes par le fléau, que les artisans qui pèchent souvent sous ce rapport, ou par excès ou par défaut, mais surtout par peu de régularité dans le genre de vie.

Les instructions officielles publiées par le gouvernement ou les sociétés savantes, à l'époque des épidémies de 1832 et de 1849, me paraissent un peu trop exclusives sous le rapport diététique; et comme beaucoup de personnes avaient encore le travers de les exagérer, je pense qu'elles ont pu amener des accidents fâcheux, en changeant surtout brusquement et absolument leur manière de vivre. L'homme étant omnivore, d'après ses goûts et son organisation matérielle, on conçoit qu'une nourriture exclusivement animale doit avoir pour résultat, surtout si elle n'est pas dans ses habitudes, de rompre l'équilibre des fonctions, et de troubler jusqu'à un certain point l'harmonie organique, en modifiant surtout les appareils de la digestion et de la nutrition, si profondément perturbés dans le choléra. Il est donc naturel de penser que loin d'éviter cette terrible maladie, on aura alors plus de propension à la contracter.

Le régime entièrement ou presque entièrement animal, qui favorise l'exubérence et la fermentation des humeurs (qu'on me pardonne cette expression vieillie, mais qui rend aussi bien compte des phénomènes qui se passent en nous que tout ce qui a été imaginé depuis), ce régime, dis-je, si contraire aux habitudes de notre nation et de celles du midi de l'Europe, devrait, suivant moi, être entièrement rejeté, en tant qu'exclusif, si ce terrible fléau venait nous visiter de nouveau.

Voilà, pour mon compte, les conseils que j'ai donnés, soit en 1832, soit en 1849, et ce qui m'a paru véritablement utile sous le rapport de la diète. J'ai constamment conseillé aux personnes qui me demandaient leur avis à ce sujet, de ne pas changer de régime, si le leur était régulier; seulement je leur disais d'éviter les crudités et les aliments trop relâchants; et pour ceux dont le genre de vie n'était pas bien réglé, de se nourrir simultanément de viandes faites et de viandes blanches, de gibier, de poisson, arrangés le plus simplement, rôtis, grillés ou bouillis par conséquent; de légumes herbacés, non venteux, accommodés au jus ou au beurre, d'œufs surtout mollets, et, suivant la saison, de fruits crus bien mûrs, légèrement acidulés, comme la cerise, le raisin chasselas, les pêches, surtout au vin. Je proscrivais absolument la prune, l'abricot et surtout le melon. On pouvait substituer aux fruits crus ci-dessus désignés les compotes de poires ou de pommes et les conserves bien préparées; aux repas du vin vieux de Bourgogne ou de Bordeaux, trempé d'eau de Seltz préparée par l'introduction directe du gaz dans l'eau, et non pas avec les paquets de bicarbonate de soude et d'acide tartrique. La bière et le cidre, lorsque ces boissons sont habituelles, peuvent remplacer le vin, mais dans ce dernier cas seulement. Les repas devaient être réglés, modérés, et je défendais de manger dans leurs intervalles; après ceux-ci une tasse de café noir, léger, ou même un petit verre de liqueur douce, chez les personnes habituées à ce genre de boisson, ne m'ont jamais paru nuisibles; je préférais même en général le café au thé, dont j'ai remarqué qu'on avait en général une trop grande tendance à se gorger.

Il importe aussi de se tenir convenablement vêtu, suivant le temps, d'éviter le froid et l'humidité en hiver; une ceinture de flanelle, ou même une peau de lièvre appliquée sur le ventre, m'ont paru bien utiles dans cette saison; on doit fuir aussi la trop grande chaleur en été, ne pas boire une grande quantité d'eau fraîche, étant en sueur; si la soif est tellement vive qu'on ne puisse résister, on devra ajouter à l'eau ou un peu de vin, ou même un peu d'eau-de-vie. Il serait également utile de se livrer à ses occupations habituelles, ne serait-ce que pour éviter toute conversation pénible sur le chapitre de l'épidémie, et se distraire le moral. On devra aussi éviter avec le plus grand soin de se tenir sur le passage des convois mortuaires.

L'émigration peut-elle être d'un grand secours en pareil cas? Oui, si le mal n'ayant pas encore atteint le pays que vous habitez, vous allez dans un autre où il n'existe pas non plus, sans passer par des endroits infectés. On voit qu'il y a dans ce cas bien des chances de non réussite, car la distribution du mal est si bizarre, qu'il peut ne pas attaquer le lieu que vous avez quitté, bien qu'étant placé au milieu d'une contrée infectée, et devenir très intense dans la localité où vous vous êtes réfugié. Si au contraire le choléra existe déjà chez vous, il y aurait beaucoup plus de danger à fuir qu'à demeurer; de nombreux exemples prouvent malheureusement ce fait. Le changement d'habitudes, d'alimentation, les préoccupations intellectuelles, sont autant de causes qui tendent à développer alors avec plus d'activité le germe du mal que vous avez respiré, que si vous étiez resté tranquillement au milieu de votre famille. Il est encore un danger non moins grand que le précédent, c'est celui qui consiste à aller d'une commune non infectée dans une autre qui l'est, quoique à peine distantes l'une de l'autre de quelques milliers de mètres. J'ai eu en effet occasion d'observer que beaucoup d'individus de pays sains, qui étaient venus voir ou secourir leurs parents malades dans notre ville, y ont succombé en très grand nombre, et dans une proportion beaucoup plus grande que nos concitoyens.

Ne peut-on pas expliquer ce fait par la plus grande impressionnabilité des individus non encore soumis à une atmosphère déjà chargée du principe délétère, que celle des personnes qui y sont plongées depuis plus ou moins de temps, et qui en sont de cette manière en quelque sorte saturées? Je livre du reste cette explication à l'appréciation de chacun; mais le fait existe, et tout le monde a pu le constater.

Si le calme moral et le courage pouvaient se prescrire, ce serait assurément d'un grand secours au milieu de ces sortes de calamités, puisque l'on voit les gens calmes et de sang-froid, les ecclésiastiques, les médecins, que leurs habitudes de ministère et de profession rendent bien moins impressionnables moralement, et peut-être physiquement du reste, être, toute proportion gardée, moins souvent atteints, bien qu'ils vivent continuellement au milieu d'un air chargé de miasmes délétères d'une maladie que, pour mon compte, je crois contagieuse dans certaines mesures, comme je le dirai plus tard.

Le fait a depuis longtemps frappé le public, et il ne manque pas d'attribuer ce défaut d'impressionnabilité à des ingrédients dont nous nous munissons, et dont l'action est de chasser les miasmes pestilentiels.

C'est ici le lieu de parler de moyens préservatifs mis en usage dans notre pays lors de l'épidémie qui nous occupe.

Le camphre doit être placé en première ligne, bien qu'il ne jouît pas encore de la réputation qu'il a eue depuis. On le portait sur soi, en sachet; on le plaçait dans sa maison, dans sa chambre, partout enfin où on demeurait; mais on n'avait pas à cette époque l'habitude de le fumer. L'ail disputait au camphre la propriété de conjurer le mal. On en était partout infecté, chacun en avait dans sa poche, et en farcissait ses aliments.

On croyait généralement, comme encore beaucoup de monde aujourd'hui, que le principe cholérique consistait en des miasmes matériels; aussi, pour les détruire ou les chasser, on faisait des fumigations de chlore ou de vinaigre des quatre-voleurs; les rues de la ville étaient obstruées par d'immenses feux de bois de genièvre, que l'on entretenait jour et nuit. On voyait encore un très grand nombre d'individus se suspendre au cou, en guise d'amulette, un tube de plume rempli de mercure et cousu dans un petit morceau de drap écarlate.

D'après cet exposé, on voit que nos moyens préservatifs consistaient surtout dans un régime de vie bien ordonné; qu'il n'y avait pas, à proprement parler, de médication thérapeutique prescrite pour prévenir le développement de la maladie. Quant aux agents dans lesquels les populations peuvent avoir une plus ou moins grande confiance, tels qu'amulettes, parfums, fumigations, je n'y vois, pour mon compte, malgré leur nullité bien reconnue, aucun inconvénient à les mettre en pratique, puisqu'ils peuvent rassurer le public, et surtout lorsqu'ils consistent dans les moyens indiqués plus haut. Les prétendus possesseurs de remèdes capables de prévenir les attaques de choléra, eurent peu de succès dans notre pays, et je ne sache pas que personne ait fait usage de ces arcanes.

État moral de notre Population pendant l'épidémie de 1832.

Les craintes de l'invasion du fléau augmentaient chez nous, comme partout ailleurs, à mesure qu'il se rapprochait.

Une fois arrivé à Paris, nous ne pûmes guère croire que nous échapperions; aussi bientôt après les premiers cas se présentèrent. Ce fut alors que chaque portion de la population fut, on peut dire, impressionnée à sa manière. Les gens éclairés, en général fort effrayés, se soumirent, avec exagération même, au régime conseillé officiellement. Peu de personnes abandonnèrent le pays. Dans les classes les moins éclairées, on affichait au contraire une incrédulité vraie ou affectée; et comme on disait que la maladie attaquait de préférence la partie la moins fortunée de la population, on ne voyait que groupes d'ouvriers causant à leur manière de l'épidémie, disant qu'il n'y avait pas de choléra, que c'était une invention du gouvernement qui employait des moyens criminels pour se débarrasser des pauvres gens, en trop grand nombre à ses yeux; que les médecins, les curés, et une foule d'autres agents étaient les instruments dont il se servait pour arriver à ses fins.

A ce propos, je dois rapporter ici un fait qui m'est propre :

J'allais voir dans nos environs le père d'un fermier, homme du reste au dessus, comme intelligence, de la plupart des gens de sa commune dont il était le maire, et je voulais donner une dragée à un de ses enfants ; au moment où ce dernier allait s'emparer du bonbon, cet homme manifesta, par le jeu de sa physionomie, une telle appréhension, que je fus obligé de dire au petit garçon que celle-là ne valait rien : je la mangeai aussitôt, et lui en donnai une autre.

Ceux qui ne le disaient pas tout haut le pensaient, et quand on leur parlait de la maladie, ils souriaient malignement en disant : « C'est drôle, ça ne prend que les ouvriers. »

Malgré cette apparence d'incrédulité, au début, on était très mal venu de signaler un cas de choléra, qu'on ne manquait pas d'ailleurs d'attribuer à tout autre chose. Les populations rurales partageaient complètement ces opinions, à peu d'exceptions près, et allaient, dans quelques cas, jusqu'à menacer, rarement de près il est vrai, mais de loin, les médecins et les personnes charitables qui leur apportaient des soins et des consolations; et malgré leur apparence de croyance, ils avaient une telle peur du fléau, que non seulement les voisins, mais les plus proches parents, abandonnaient souvent les malheureux qui en étaient atteints, et que fréquemment aussi, après leur mort, on ne trouvait personne disposé à les ensevelir; parfois le curé du lieu était obligé de remplir cet office, encore il arrivait souvent qu'on le voyait de mauvais œil. En ville, même parmi les ouvriers, et quels que fussent leurs sentiments, cette répugnance ne se rencontrait guère, surtout à mesure que le mal gagnait de l'intensité.

Dans un très grand nombre de cas, on vit les gens de la campagne refuser les médicaments que des personnes bienfaisantes ou l'autorité elle-même s'étaient procurés à grands frais; un très grand nombre refusaient obstinément aussi le médecin, alors même qu'ils ne le payaient pas.

A l'époque où le choléra faisait le plus grand nombre de victimes, la consternation publique était telle, que la plupart des établissements industriels étaient fermés; on ne voyait dans les rues que des files de cercueils qu'on allait inhumer, sans chantre ni sonnerie de cloche; à peine trouvait-on le nombre de porteurs nécessaires, et le prêtre les accompagnait souvent seul au champ du repos; beaucoup de maisons étaient fermées et comme inhabitées; on se tenait autant que possible loin de la rue. Ce qui augmentait encore l'effroi, était le bruit incessant et on peut dire lugubre, puisque c'était le seul, des voitures conduisant les médecins auprès des nombreux malades et mourants.

Pour rendre hommage à la vérité, je dois dire qu'un grand nombre de personnes bienfaisantes avaient mis leurs voitures à notre disposition et à celle de quatre élèves en médecine qui nous avaient été adjoints et envoyés par la Faculté de Paris, sur la demande des autorités de la ville.

Au milieu des rues, pendant les douze ou quinze jours les plus calamiteux, brûlaient, de vingt pas en vingt pas, des tas de branches vertes de genevrier, qui étaient continuellement renouvelés, et que les nombreux ouvriers sans travaux allaient couper jusqu'à deux ou trois lieues à la ronde. Enfin, la maladie faisant moins de ravage, on finit par s'y habituer, et tout rentra peu à peu dans l'état normal; mais, malgré l'expérience, un grand nombre d'individus conservèrent leur incrédulité.

Je termine ici ce qui a rapport à l'épidémie de 1832. J'ai cherché, dans cette description, à représenter les faits avec autant de vérité et d'exactitude que possible; j'ai dû, pour cela, m'étendre peut-être beaucoup sous certains rapports; mais, je le répète, j'avais à cœur de fournir tous les éléments nécessaires à l'étude d'une maladie sur la marche et la curation de laquelle nous connaissons encore bien peu de choses, malgré l'immense quantité de cas qui ont été soumis à notre observation. Dans la description de l'épidémie de 1849, je suivrai une marche entièrement parallèle, en éliminant, bien entendu, les réflexions, et tout ce qui est commun aux deux apparitions de ce cruel mal, et enfin je clorai ce travail en cherchant à signaler les points de comparaison et les différences que le choléra aura présentés dans ses deux invasions.

ÉPIDÉMIE DE 1849.

—

Apparition, Marche, Résultats.

Comme en 1832, le choléra fit son apparition chez nous au printemps, vers la fin d'avril, après trois ou quatre semaines de durée dans Paris, et comme la première fois, sans attaquer d'abord les localités intermédiaires. * Pendant vingt à trente jours, l'épidémie fit des progrès lents; vers la fin de mai cependant, nous eûmes deux ou trois décès par jour en moyenne; vers la mi-juin, le fléau atteignit son summum d'intensité, et pendant tout ce mois, il y eut journellement cinq, six, huit et dix cas mortels par jour; une seule fois le chiffre s'en est élevé à vingt-quatre; en juillet la maladie a persisté encore avec intensité, mais d'une manière irrégulière; plusieurs recrudescences eurent lieu, pendant lesquelles le nombre des morts remontait, durant quelques jours, à cinq ou six par vingt-quatre heures. Ces recrudescences ont toujours suivi une température chaude et orageuse survenue tout-à-coup. En août, il y

* Nous devons toutefois en excepter Etrechy, où il y eut un cas antérieur à ceux de notre localité, encore n'était-ce pas dans ce bourg, mais dans un hameau situé entre cette commune et Etampes.

eut encore un assez grand nombre de victimes; toutefois, il se passait souvent plusieurs jours sans nouveaux cas; dans ce dernier mois aussi, la température étant très variable, comme dans le précédent, nous observâmes quelques légères recrudescences, tenant évidemment à l'élévation de la température. Enfin, l'épidémie cessa vers le milieu de septembre, après avoir duré près de cinq mois, comme la première fois.

Tous les quartiers de la ville ont été à peu près également atteints, mais non simultanément. Les commencements de l'épidémie sévirent surtout sur le centre de celle-ci et le faubourg Saint-Martin; le Peray et le faubourg St-Pierre furent moins atteints d'abord qu'aux dernières recrudescences de juillet et d'août; le quartier dit *des Ruelles*, la rue basse qui longe la rivière, furent beaucoup moins maltraités, proportionnellement que la première fois.

La maladie ne tarda pas à se répandre du chef-lieu dans le reste de l'arrondissement. Un certain nombre de communes furent successivement et même simultanément attaquées. C'est vers la seconde quinzaine de juin que ces dernières le furent en plus grand nombre; au commène d'octobre, le mal cessa complètement, à peu de choses près encore, comme en 1832.

Je diviserai de nouveau en trois classes les pays frappés par le choléra.

La première se compose des communes situées dans les vallées arrosées : on en compte, comme je l'ai déjà dit, trente-neuf, et vingt-neuf mille habitants. Parmi celles-ci, vingt furent en proie au fléau, avec une population de vingt-trois mille six cent quarante âmes, y compris Etampes; il y eut huit cents malades, ou un sur trente, et quatre cent soixante-trois décès, ou un sur cinquante.

La seconde classe comprend les vallons secs: sur sept communes habitées par trois mille deux cents personnes, elle en eut, comme la première fois, trois d'envahies, avec quatorze cent cinquante âmes, sur lesquelles on compta trente-huit malades, ou un sur cinquante-six, et onze morts, ou un sur cent trente-deux.

Enfin, parmi les vingt-trois communes de la troisième catégorie, qui sont celles des plateaux, et qui en ont sept mille cinq cents habitants, comptant seize cent soixante-quatre individus,* eut soixante-et-quinze cas, dont soixante-et-treize mortels; c'est un malade sur vingt-deux, et une proportion presque semblable de décès.

* Le relevé officiel ne comprend pas la commune de Pussay. Il y eut une vingtaine de morts, et un nombre proportionnel de malades; on devra donc, dans les calculs, ajouter ces chiffres à ceux déjà établis.

La population étant à peu près de quarante-un mille âmes, de simples calculs suffiraient pour établir la proportion des malades et des morts sur la totalité de l'arrondissement, comme aussi la moyenne des résultats sur les seuls pays attaqués.

La plupart des chiffres ci-dessus ne sont pas d'une exactitude absolument mathématique; les relevés ayant été faits sur des données fournies par les Maires, beaucoup de ces derniers ont, ou par défaut de connaissance, ou par négligence, envoyé des rapports inexacts ou incomplets. C'est ainsi que la proportion des malades aux morts varie beaucoup plus qu'elle ne devrait, suivant les différentes communes en proie à l'épidémie, et cela tient à ce qu'on a admis comme choléra de simples cholérines, et plutôt encore des cas de suettes.

Ainsi la commune d'Itteville, par exemple, sur soixante-et-dix-neuf cas, n'a, d'après les documents administratifs, que dix-huit décès; celle de Lardy, qui n'a pas eu de cholériques proprement dits, aurait eu quinze attaques et pas de morts. En général, le nombre des morts s'approche beaucoup plus de la vérité que celui des malades. Quoi qu'il en soit, on peut considérer la moyenne des calculs comme approximativement vraie. Il est fâcheux que, comme

l'observe généralement dans les affections populaires, une très grande tendance à revêtir la forme cholérique, et elles devenaient alors presque nécessairement mortelles, après avoir disparu presque entièrement pour faire place au mal épidémique.

La différence entre la proportion des habitants et le nombre des cas de choléra développés dans les lieux où il a sévi, a été, de même qu'en 1832, excessivement variable. Tantôt nous voyons une population de deux mille habitants, comme celle de Milly, n'avoir que six malades et trois morts, tandis que Chamaraude, qui n'en a que trois cent soixante-sept, offre quarante-trois cas, dont vingt-huit terminés d'une manière fatale.

Symptômes, Durée, Terminaison.

Bien que la diarrhée, bilieuse ou cholériforme, accompagnée d'inappétence, de coliques plus ou moins vives, de nombreux borborygmes, précéda de quelques heures, d'un ou même de plusieurs jours l'ensemble des accidents propres à l'épidémie asiatique, le *choléra d'emblée*, c'est à dire arrivant sans symptômes précurseurs, et au milieu de la santé, fut assez commun cette année.

Parmi les nombreux malades que, pour

mon compte, j'ai été appelé à soigner, soit en ville, soit à l'hôpital et à la campagne, j'ai fréquemment observé que quand la diarrhée, même aqueuse, avait duré trois à quatre jours, et plus longtemps surtout, le choléra proprement dit ne se développait pas, le malade en était quitte pour une perte plus ou moins absolue d'appétit, quelques malaises, des coliques assez peu marquées le plus ordinairement, et un affaiblissement proportionnel à la durée des accidents. Ne semble-t-il pas qu'alors l'élément morbide avait été éliminé?

Quelqu'ait été le début du mal, une fois les premiers vomissements arrivés, ceux-ci, d'abord alimentaires au début, ne tardaient pas à devenir aqueux et cholériques comme les selles; au bout de peu d'instants, affaissement profond, extinction ou forte diminution de la voix, altération profonde des traits de la face, excavation des orbites, pouls fréquent, très petit, disparaissant rarement complètement, crampes arrachant des cris plaintifs dans les mollets, les pieds, les orteils, les membres supérieurs; soif ardente, refroidissement des extrémités et de la face, sueurs abondantes, visqueuses, teinte bleuâtre plus ou moins marquée des téguments, particulièrement de ceux de la figure et des membres, oppression, langue blanchâtre, humide et froide, respiration froide aussi, borborygmes bruyants, ventre indolent à la pression, en général déprimé ; les évacuations par haut et par bas ne discontinuant pas, les autres symptômes s'aggravent de plus en plus. Les urines cessent entièrement de couler; il n'existe alors que peu ou point de coliques; les selles donnent au malade la sensation de l'émission urinaire.

Quoique les facultés intellectuelles soient intactes, le malade, même le plus timoré avant l'attaque, paraît indifférent sur son sort, bien qu'il n'ignore pas la nature du mal dont il est atteint.

Au bout de quelques heures, disparition des crampes, affaiblissement de plus en plus marqué, diminution des évacuations, somnolence, anxiété et oppression extrême, agitation, sentiment d'une ardeur brûlante dans la poitrine et l'estomac; le malade rejette toutes ses couvertures, et ne veut pas couvrir ses bras; hoquets fréquents. Enfin, la mort survient sans agonie, après huit à dix heures dans les cas les plus foudroyants, et vingt-quatre à trente-six heures dans ceux qui se prolongent le plus.

J'appellerai primitifs, ou cholériques proprement dits, les symptômes que je viens d'énumérer; ils ont la plus grande analogie, comme on peut le voir, avec ceux offerts en 1832. Cependant le refroidissement, la sueur, l'absence du pouls, l'extinction de la voix, la couleur bleue, et surtout les crampes, n'ont pas été en général aussi marqués cette dernière fois, alors même que la terminaison était semblable.

Bien que l'ensemble symptomatique que je viens de chercher à décrire, ait été la forme cholérique la plus commune, nous avons néanmoins observé d'assez nombreuses variétés ; assez fréquemment j'ai vu les crampes et les vomissements manquer, soit simultanément, soit isolément; mais jamais, dans les cas graves, tels que diarrhée aqueuse, refroidissement, soif, absence de sécrétion urinaire, extinction de la voix, ramollissement et couleur bleue des téguments, petitesse excessive du pouls, alors le mal se prolongeait plus longtemps, et les malades succombaient néanmoins le plus souvent. J'ai vu un homme fort et vigoureux survivre douze jours à une attaque de ce genre, et cela sans symptômes réactionnaires. On peut dire que, dans cette épidémie, le phénomène pathognomonique fut la diarrhée, qui, à ma connaissance, n'a jamais manqué.

Bien que cette cruelle affection n'ait guère épargné ceux qu'elle attaquait un peu fortement, tous les malades, Dieu merci, n'y succombaient pas. Quand donc la terminaison devait être heureuse, les symptômes décrits ci-dessus ayant duré un jour ou deux, la réaction se manifestait franchement, c'est-à-dire que le pouls reprenait de la force et diminuait de fréquence; la couleur bleue, l'extinction de la voix, la soif ardente, l'oppression, les crampes, l'anxiété, disparaissaient peu à peu; les urines commençaient à couler, claires, limpides et abondantes pour la première fois; les évacuations, après avoir diminué de fréquence, devenaient plus épaisses, quoique blanches encore; ce liquide, au lieu d'être entièrement aqueux, avec quelques légers flocons nageant au fond, ressemblait alors à une bouillie très étendue; puis elles étaient bilieuses, jaunes, parfois un peu verdâtres; les vomissements ayant disparu, les matières devenaient peu à peu stercorales, et une constipation assez marquée arrivait même chez beaucoup de convalescents.

La réaction ne fut pas toujours aussi franche. Dans un certain nombre de cas, le refroidissement, l'anxiété, la soif, la teinte bleuâtre de l'enveloppe cutanée, tendaient à reprendre le dessus; les yeux restaient ouverts pendant le sommeil, et étaient plus ou moins injectés; l'indifférence morale ne cessait pas entièrement; parfois on observait un *subdelirium*, ou au moins des rêvasseries; mais enfin, après plusieurs jours de combat, la nature reprenait le dessus, et le malade finissait par entrer en convalescence. De quelque manière que celle-ci survînt, elle était le plus souvent rapide : l'appétit devenait vif en peu de temps; mais il fallait le réprimer, et n'accorder qu'une très petite quantité d'aliments à la fois, en raison de la fréquence des indigestions accompagnées d'évacuations d'une bile verte et âcre par les voies supérieures et inférieures.

Quelque peu de temps qu'ait duré la maladie, une sensibilité plus ou moins vive subsistait à l'épigastre et même dans le reste de l'abdomen, l'amaigrissement était assez marqué; il survenait une grande faiblesse, et les muscles qui avaient été le siége des crampes, restaient douloureux pendant plusieurs jours.

Trop souvent les phénomènes de réaction ou de retour ne furent qu'incomplets, et le patient, après avoir vu les évacuations devenir plus épaisses, bilieuses, la chaleur reparaître et alterner avec de nouveaux refroidissements, le pouls acquérir une certaine ampleur, les crampes disparaître presque entièrement, le patient, dis-je, s'éteignait cette fois encore presque sans agonie, après avoir offert un grand nombre d'alternatives de mieux et de pire, mais toutefois sans avoir jamais offert une amélioration bien sensible.

Dans tous ces cas, qui furent très nombreux, car la mort n'atteignait guère que le plus petit nombre pendant la durée des symptômes primitifs, la chaleur ne fut jamais complète; le pouls, quoique assez large, était mou; les évacuations étaient bien bilieuses, mais d'un vert foncé; l'anxiété, la respiration suspirieuse n'avait jamais cessé; alors même la face prenait souvent une teinte d'un rouge foncé, et les narines étaient serrées et pulvérulentes.

Au commencement de cette dernière épidémie, ceux d'entre nous qui avaient observé la première, crurent que la plupart de ces malades étaient sauvés. En effet, les phénomènes réactionnaires furent bien plus francs, et suivis le plus souvent de guérison, en 1832.

Dans d'autres circonstances assez communes encore, la réaction se montrait franchement le lendemain ou le surlendemain de l'attaque : le pouls devenait plein et large, une chaleur douce, générale, accompagnée de sueur chaude également, apparaissait; les vomissements, les selles cessaient presque entièrement; ces dernières même devenaient parfois stercorales; les urines coulaient en abondance; un jour ou deux se passaient ainsi; on croyait le malade sauvé; puis un sommeil doux et léger apparaissait; ce sommeil devenait de plus en plus fort et prolongé; on était obligé d'exciter le malade pour le réveiller, afin de le faire boire; enfin, il devenait de plus en plus marqué; la face était alors injectée d'un rouge briqueté; le pouls battait fortement, surtout aux carotides; mais quoique très large et plein, il ne fut jamais d'une grande dureté. On parvenait difficilement alors à réveiller le malade, qui répondait deux ou trois mots justes du reste, et retombait aussitôt dans son assoupissement, accompagné de roncus plus ou moins forts; cet état congestionnaire augmentant encore, un léger délire, des mouvements spasmodiques des lèvres, des hoquets survenaient, le refroidissement faisait des progrès plus ou moins prompts, et la mort arrivait d'une manière douce au bout de deux ou trois jours, à partir du commencement de la somnolence.

Il est à remarquer que ceux qui ont succombé de cette manière avaient presque tous, si ce n'est tous, été attaqués assez légèrement.

Chez les enfants très jeunes, le mal offrait quelques différences avec ce qu'il était aux autres âges : le refroidissement, la couleur bleue de la peau étaient beaucoup moins marqués, et le pouls était bien moins petit relativement; les autres symptômes étaient identiques.

Parmi les cholériques de 1849, un très grand nombre rendit des vers lombrics, presque toujours morts, par haut et par bas; le nombre de ces derniers était parfois de quinze ou vingt; je n'ai jamais vu rendre de tœnia.

Un fait que j'ai observé bien plus fréquemment qu'en 1832, est l'apparition de parotides; à ma connaissance au moins, il n'en a jamais existé qu'une seule à la fois chez ceux qui en ont été affectés : elles survenaient à l'époque de la disparition des symptômes primitifs, et étaient accompagnés de malaise, de douleur derrière l'angle de la mâchoire, qui s'ouvrait avec peine; il y avait même parfois du délire, des vomissements bilieux, de la fièvre et de l'assoupissement; on ne tardait pas alors à s'apercevoir d'un gonflement dans la partie douloureuse. Celui-ci faisait des progrès ordinairement rapides : une teinte d'un rouge vif, puis bientôt de la fluctuation avaient lieu, et la tumeur, parfois très volumineuse, s'étendant des paupières tuméfiées et même entièrement fermées jusqu'au cou, s'ouvrait par la peau ou par le conduit auditif, simultanément quelquefois, et laissait échapper une masse énorme de pus de bonne nature. On hâtait souvent la sortie de ce liquide en ouvrant artificiellement le mal.

Le foyer de suppuration était parfois considérable. J'ai vu, entr'autres, une femme d'une cinquantaine d'années, habitant la commune de Dannemois, chez laquelle la cavité, largement ouverte, aurait pu loger une orange; on apercevait à travers celle-ci une grande partie du côté correspondant du pharynx dénudé, et de nombreux lambeaux de glandes et de muscles mis également à nu. Cette malade guérit néanmoins, comme tous ceux chez lesquels la tumeur s'abcéda.

Souvent la parotide n'avait aucune tendance à la suppuration : elle restait pâle, son volume était médiocre, et même elle disparaissait presque entièrement; on devait alors conjecturer une terminaison fâcheuse. Je ne me rappelle en effet aucun malade qui ait guéri sans que l'abcès se soit formé.

Je n'ai jamais vu ce genre d'accidents survenir chez de très jeunes enfants, et, chose remarquable, il ne fut guère observé que chez des femmes; je n'en ai constaté que deux cas chez l'homme.

Un phénomène, que je ne me rappelle pas avoir remarqué en 1832, a été fort commun cette année dans notre localité : je veux parler d'une éruption d'un rouge livide formée de taches élevées, irrégulières de la peau, se réunissant dans certains endroits de manière à donner lieu à une coloration uniforme des téguments ; cette éruption avait la plus grande analogie avec la scarlatine, au moins pour la forme extérieure ; elle durait de cinq à neuf jours, et se terminait par une large desquammation, principalement là où l'enveloppe cutanée est mince et fine. Chez une jeune fille, elle a existé conjointement avec une parotide. Cet exanthême fut rarement dangereux par lui-même.

A la rétrocession des parotides, qui était si grave, se joignaient souvent des symptômes analogues à ceux des fièvres dites typhoïdes, telles que délire plus ou moins violent, prostration extrême, évacuations bilieuses, fétides, état pulvérulent des narines, etc. ; je n'ai guère constaté ces symptômes sans apparition de la tumeur ci-dessus.

Je dois dire, avant de terminer ce qui a rapport aux symptômes secondaires, que ceux-ci, bien que présentant l'apparence d'une maladie distincte, comme une congestion cérébrale, une affection typhoïde, etc., étaient toujours sous la dépendance de la nature cholérique ; et, suivant moi, c'est à tort qu'on attribuait la mort qui survenait dans ces cas aux différentes maladies analogues à ces accidents consécutifs, et non à l'épidémie.

Comme en 1832, l'influence épidémique se fit sentir d'une manière atténuée chez un grand nombre d'individus : elle se bornait alors à des diarrhées bilieuses, parfois noirâtres ou cholériques, plus ou moins copieuses, et accompagnées ou non de coliques, de faiblesse, de perte d'appétit, de maux de cœur et même de vomissements. Comme la première fois, on désigna ces indispositions sous le nom de *cholérine.* Outre celle-ci, il est peu de personnes qui, sans aucun symptôme marqué de dérangement intestinal, n'ait éprouvé quelque malaise, des borborygmes, des éructations après le repas et une diminution notable d'appétit.

Comme dans l'épidémie de 1832, un certain nombre d'affections intercurrentes, qui étaient d'ailleurs peu abondantes, revêtaient facilement la forme cholérique, et devenaient mortelles.

Diagnostic.

L'expérience nous a rendu malheureusement le diagnostic de cette terrible affection d'une facilité telle, qu'il est impossible de la méconnaître ; ses symptômes sont d'ailleurs d'une nature si distincte de ceux de toutes les autres maladies intestinales, que les médecins même qui ne l'ont jamais observée, ne peuvent la méconnaître.

Dans aucune de ces dernières, en effet, il n'y a des évacuations par haut et par bas identiques à celles du choléra, et ayant lieu sans douleur; les crampes, la coloration bleue, l'altération des traits, de la face, etc., ne permettent pas, d'un autre côté, de s'y tromper. Néanmoins, je répète ici ce que j'ai déjà dit, il faut être bien assuré de l'existence du mal, et que sa présence ne soit en quelque sorte plus ignorée, pour se prononcer affirmativement.

Pronostic.

L'épidémie dernière, bien qu'ayant fait moins de victimes que celle de 1832, a été cependant plus grave relativement. En effet, presque tous ceux qui en ont été atteints un peu fortement ont succombé. En 1832, lorsqu'une réaction tant soit peu franche se manifestait, on avait les plus grandes chances de voir le malade échapper; cette année, au contraire, il fallait être singulièrement sur ses gardes pour prononcer avec vérité que le malade était hors de danger. La première fois encore, la maladie perdit beaucoup de sa gravité à mesure qu'elle s'éloignait de l'époque de l'invasion, et cela dans toutes les localités où elle sévissait.

En 1849, elle a fait autant de victimes, et a été tout aussi foudroyante, toute proportion gardée, au commencement qu'à la fin de l'épidémie. Elle a offert le même danger chez les enfants que chez les adultes et les vieillards, chez les hommes que chez les femmes ; l'âge où elle était le plus curable était celui de l'adolescence.

Dans toutes les communes de notre arrondissement, le choléra n'a guère offert de différence relativement à sa gravité ; on peut affirmer, malgré les relevés administratifs, qu'à peine un tiers ou un quart même des individus atteints d'une manière franche, a pu y échapper. Les accidents secondaires les plus redoutables furent la congestion cérébrale, les parotides et une réaction incomplète.

Ouvertures Cadavériques.

Aucun corps de ceux qui ont succombé dans la dernière épidémie ne fut ouvert pour étudier les lésions anatomico-pathologiques ; mais j'ai pu constater, toutes les fois que j'en ai fait la recherche, la persistance des mouvements musculaires réguliers après la mort. Je crois devoir même, sous ce dernier rapport, rapporter un fait qui m'est propre :

Appelé auprès d'une jeune femme enceinte qui venait de succomber à une attaque foudroyante, sa grossesse étant trés avancée, j'arrivai quelques instants après que cette malheureuse eut rendu le dernier soupir. Par un motif d'humanité et de religion, je dus procéder à l'extraction du fœtus. La mort ayant été bien constatée en présence et de l'avis d'un confrère, je découvris le corps et j'écartai les deux bras, qui étaient croisés sur l'épigastre : aussitôt ils revinrent dans leur position; je fus dans l'obligation de les maintenir pour inciser les parois abdominales ; à peine le bistouri avait-il entamé les téguments, qu'une contraction musculaire générale, analogue au frémissement des muscles d'une grenouille incitée par un courant voltaïque, se manifesta. J'avoue que, bien qu'habitué aux mouvements des cadavres des cholériques, je fus saisi d'un frisson involontaire, et je me demandai si je ne me trouvais pas en présence d'un fait semblable à celui attribué à *Vésale*. Aussi, avant d'aller plus loin, je m'assurai bien si je ne m'étais pas trompé ; mais aucun signe de vie n'existant positivement, je terminai l'opération. Mais je ne pus extraire qu'un enfant de huit mois environ de conception, et ne donnant plus signe de vie.

Causes prédisposantes.

Je n'ajouterai rien à ce que j'ai dit sous ce rapport, relativement à l'épidémie de 1832 : les mêmes circonstances, les mêmes habitudes ont paru avoir les mêmes résultats. Cette année encore, un assez grand nombre de fossoyeurs et de gardes-malades ont été emportés par le fléau.

La température chaude et humide ou orageuse paraît avoir eu cette fois une action beaucoup plus marquée que la première. Les recrudescences assez nombreuses observées en juillet et en août, sont toujours survenues d'une manière évidente sous son influence.

Traitement.

L'expérience nous ayant appris combien étaient inutiles, sinon nuisibles, les émissions sanguines dans les accidents primitifs, je ne sache pas qu'aucun de nous les aient mises en usage. Comme la première fois, deux méthodes principales se disputaient la confiance des praticiens : la méthode réfrigérante et celle des stimulants plus ou moins alcoolisés. La première, consistant en boissons fraîches et glacées, comme limonade, eau de groseille, orangeade, eau de Seltz en glace elle-même, fut généralement préférée à Etampes; la seconde se composait d'infusions très chaudes de thé, de café, de camomille, de menthe, simples ou aiguisées d'eau-de-vie ou de rhum, de mélisse, de teintures toniques prises en potion et par cuillerées.

Dans les deux cas, on ajoutait les opiacés pris par haut ou par bas, les frictions stimulantes ammoniacales ou opiacées également, les cataplasmes laudanisés sur le ventre, des onctions sur cette partie avec la pommade camphrée, des sinapismes aux extrémités et des moyens réchauffants de toute nature, placés autour du malade, surtout le long des extrémités inférieures; on devait avoir soin de recouvrir le malade à mesure qu'il se décachait.

Quelques-uns de nous employèrent, mais timidement, la méthode substitutive, consistant dans les moyens propres à stimuler l'extrémité des exhalants de la muqueuse intestinale trop largement ouverts, et d'y exciter une sorte de contraction tonique; on peut ranger parmi ces agents des moyens de plusieurs sortes, et en apparence bien différents : je veux parler des évacuants, tels qu'ypécacuanha, sulfate de soude, de magnésie, calomel; des astringents, comme nitrate d'argent, alun, etc.; ces dernières substances ne pouvaient guère être administrées qu'en lavement. Ce genre de traitement fut malheureusement rarement administré, moins encore parce qu'il rentrait peu dans les vues théoriques de la plupart d'entre nous, que par la répugnance des malades.

L'insuffisance et le défaut d'efficacité bien constatés des médicaments employés chez nous, et on peut dire partout ailleurs, malgré les pompeux éloges que prodiguaient les feuilles publiques à telle ou telle manière de traiter la maladie, cette insuffisance, dis-je, m'en fit tenir, pour mon compte, à l'emploi des liquides frais et les plus agréables au malade, comme l'eau de groseille, la limonade, l'eau vineuse, l'infusion de réglisse à froid (coco), les glaces, étant presque toujours trouvés délicieux, je les accordais largement; si, ce qui arrivait quelquefois, le malade désirait boire chaud, j'y consentais; mais je rejetais du traitement interne toute espèce de médicaments de saveur désagréable, de quelque nature qu'il fût, en raison des nausées et des vomissements qu'ils surexcitaient; j'en excepte pourtant le sirop d'éther, qui m'a toujours paru très reconfortant; toutefois, je ne forçais pas ceux qui éprouvaient pour lui de la répugnance à le mettre en usage. A cette médication, je joignais les opiacés en lavements, les excitants cutanés et les réchauffants de toute nature.

Je n'ai pas insisté assez sur l'emploi de la méthode substitutive; mais en présence de l'inutilité de nos autres agents thérapeutiques, je pense que c'est à elle que nous devrions surtout recourir en cas, ce qu'à Dieu ne plaise, d'une troisième invasion du fléau. Quand survenait des parotides, des cataplasmes maturatifs bien chauds étaient appliqués sur la tumeur, et celle-ci ouverte dès qu'une fluctuation manifeste s'y faisait sentir; dans le cas où elle tendait à la rétrocession, il fallait, sans hésiter, la recouvrir ou d'un vésicatoire volant, ou au moins de sinapisme, et agir sur l'état général suivant les symptômes.

L'état congestionnaire et comateux dont j'ai parlé a été attaqué à l'aide d'émissions sanguines générales et locales, de purgatifs, tels que sulfate de soude ou de magnésie, d'anti-spasmodiques de toutes sortes, de lavements laxatifs avec le séné, les sels neutres sur la tête, de révulsifs aux extrémités, et tout cela sans aucune efficacité apparente, puisque tous les malades atteints avec une certaine activité succombaient.

Je n'ajouterai rien sur la manière de diriger la convalescence et la prophilaxie; je ne pourrais répéter que ce que j'ai dit à propos de l'épidémie de 1832. J'ajouterai seulement que cette année les cigarettes de camphre furent d'un emploi tellement général, qu'on rencontrait très peu de personnes dont la bouche n'en fut pas armée; le chlore, l'ail et les autres ingrédients destinés à chasser le mauvais air, ont paru généralement abandonnés.

État moral de notre Population en 1849.

A cette seconde attaque du choléra, nos populations furent beaucoup moins incrédules sur l'existence de la maladie; quelques individus hochaient bien encore la tête lorsqu'on en parlait à l'époque de l'invasion, mais ce fut seulemeut au début; plus tard il n'y eut personne, même parmi les plus endurcis, qui niât l'existence du fléau. Aussi les gens de la campagne eux-mêmes, si récalcitrants en 1832, réclamaient avec instance les secours, soit des médecins, soit des personnes charitables qui voulaient bien nous remplacer, en cas d'insuffisance de notre part, et en raison du grand nombre de malades.

Je dois ici rendre hommage au zèle déployé, dans un grand nombre de communes, par les curés, des sœurs religieuses, ou toutes autres personnes, pour donner des conseils, des soins et des consolations aux pauvres patients, et atténuer aussi les cruels effets de la maladie.

Presque partout, avant l'invasion du mal, des comités locaux, destinés à surveiller l'hygiène publique, à se munir des médicaments nécessaires et à fournir aux malheureux de quoi se nourrir et se chauffer convenablement, avaient été institués; de sorte qu'on peut dire que le plus nécessiteux n'a pas plus manqué des soins véritablement utiles, que le plus riche.

La consternation, la tristesse générale étaient bien moins marquées que lors de la première invasion; néanmoins il y eut encore un bon nombre de personnes saisies d'une panique violente, panique dont l'effet était plutôt d'occasionner la suette que le choléra. On vit encore dans les campagnes des malheureux abandonnés de tous, lorsqu'ils tombaient malades. Je connais dans nos environs une pauvre femme qui, se levant à peine de maladie, fut obligée d'ensevelir elle-même son mari, ne trouvant personne qui voulût lui rendre ce triste et pieux service. Pendant la plus forte période de l'épidémie, les sonneries de cloches et les chants religieux des convois furent encore supprimés.

On fit également, cette année, des feux de bois de genièvre au milieu des rues, et même on y insista plus qu'en 1832.

Ici se termine ce qui regarde spécialement chacune des deux attaques de choléra de notre pays; il ne me reste plus qu'à faire ressortir les rapports et les différences qu'elles ont offerts, leur *génie particulier*, en un mot. Chacun, du reste, si on a bien voulu lire ce que j'en ai dit, sera à même de compléter ce que j'aurais pu omettre dans cette sorte de revue; enfin, je finirai par l'examen aussi bref que possible de quelques questions relatives à cette maladie.

En 1832 comme en 1849, nous voyons l'épidémie arriver chez nous au printemps, quelques semaines après son invasion à Paris; à chacune de ces époques, elle dure environ cinq mois, avec cette différence cependant, que la première fois elle n'a persisté dans toute sa force que pendant une dizaine de jours, et n'a guère offert qu'une très légère recrudescence; tandis que cette année elle est restée dans toute sa violence durant près de six semaines, et qu'elle a eu de nombreux redoublements.

Le nombre total des communes atteintes a été de trente-quatre en 1832, dont les deux tiers en vallées arrosées; en 1849, il n'a été que de vingt-cinq, dont vingt encore le long des cours d'eau, ce qui tendrait à prouver que cette condition favorise le développement du choléra. Toutefois, bien que les communes situées sur les plateaux aient été envahies en moins grand nombre, elles ont offert dans les deux cas un plus grand nombre de malades et surtout de morts, eu égard à leur population.

Le chiffre total des malades s'élève, lors de la première épidémie, à dix-huit cent trente-huit, sur lesquels sept cent treize succombent : c'est environ un décès sur deux malades et demi ; en 1849, nous comptons neuf cent treize malades, encore j'ai eu soin de remarquer que ce nombre est au dessus de la vérité, et cinq cent quarante-sept morts, ce qui est beaucoup plus que la moitié des premiers, et même, d'après mon observation, les deux tiers des malades franchement cholérisés auraient été emportés.

En scrutant avec soin les conditions locales qui ont semblé favoriser le développement de la maladie dans les localités si diverses de notre arrondissement, je dois dire que l'examen le plus scrupuleux n'a pu me mettre sur la voie de ces causes, tant ont varié ce que j'oserai appeler les caprices de l'épidémie ; tout au plus pourrait-on conjecturer de ce que les pays arrosés ont été frappés en plus grand nombre, que l'humidité fut une circonstance prédisposante ; mais, je viens de le dire tout à l'heure, il y a fait moins de victimes que sur les plaines sèches.

Il est certains pays, comme Thionville, Villeneuve-sur-Anvers, où le mal a fait beaucoup de victimes en 1832, et où il n'a pas du tout sévi cette année ; certaines communes n'en ont offert qu'un très petit nombre à chaque fois, comme Milly, qui, avec deux mille habitants, n'a eu que six cent vingt-sept cholériques; quelques-uns n'en ayant eu que très peu la première fois, n'en ont pas présenté du tout celle-ci; il en est d'autres qui se trouvent dans des conditions opposées. Ainsi, la commune de Chamaraude n'a eu que trois ou quatre cas en 1832, et plus de quarante, dont vingt-huit décès en 1849; Chalo-Saint-Mard se trouve dans le même cas. Quelques-unes, comme Angerville, Etréchy, Etampes surtout, ont été fort maltraitées à ces deux invasions. Enfin, un assez grand nombre d'entre elles ont eu le bonheur d'échapper aux deux attaques : telles sont celles de Bois-Herpin, Vidilles, Boutervilliers, etc.

Beaucoup d'ivrognes ont été en proie au fléau, à l'une et l'autre atteinte; fréquemment même ils passaient de l'ivresse à la maladie et à la mort, sans se reconnaître complètement.

Au début des deux épidémies, la classe ouvrière en a été presque exclusivement frappée; plus tard, le mal s'est répandu dans les autres conditions sociales.

En 1832, l'affection porte spécialement sur les adultes, les vieillards et les valétudinaires; les enfants en sont rarement atteints. En 1849, tous les âges, les sexes, les tempéraments y sont également exposés; dans cette dernière année, je crois qu'il y eut proportionnellement plus de femmes malades qu'à la première apparition du fléau.

Les symptômes, bien que foncièrement les mêmes, offrent néanmoins quelques variantes ; ainsi la première fois les crampes, l'absence du pouls, la teinte bleue des téguments, l'altération des traits de la face, les sueurs froides, le ramollissement de la peau qui y donnait l'apparence de ce qu'on appelle *vermiculé*, en architecture, étaient en général beaucoup plus prononcés qu'en 1849; mais aussi nous y avons moins observé de congestions graves du cerveau et de parotides qu'à cette dernière époque.

J'ai déjà dit que je ne me rappelais pas avoir remarqué ici l'éruption cutanée dont j'ai parlé plus haut, et que l'émission des vers intestinaux avait été infiniment plus commune cette année.

Dans les deux épidémies, on observe la maladie connue dans notre pays sous le nom de *suette;* elle a toutefois été plus commune en 1849.

L'affection, bien qu'ayant produit beaucoup plus de malades en 1832, et aussi plus de morts, a été pourtant moins meurtrière, proportion gardée. A cette époque, on avait de fortes chances de succès lorsqu'on voyait la réaction s'opérer; en 1849, au contraire, le plus grand nombre de ceux qui ont succombé ont présenté cette réaction d'une manière marquée, sans qu'elle ait pu les sauver.

Dans toutes les localités atteintes lors de la première attaque, tous les malades succombaient dans les premiers temps; au bout de huit à dix jours seulement, un certain nombre échappait, et le mal devenait ensuite de moins en moins grave jusqu'à sa disparition. En 1849, les derniers cas ont été aussi dangereux et aussi foudroyants que les premiers.

Le traitement mis en usage par les praticiens de notre pays, et que j'ai indiqué, au moins dans ses principaux détails, traitement qui avait du reste beaucoup d'analogie avec celui suivi à Paris et même dans toute la France, n'a pas paru, en jugeant les faits sans prévention, avoir une influence bien marquée; aussi est-ce surtout au régime diététique qu'il faut avoir recours pour se préserver de ce mal.

Peut-on espérer, comme certaines personnes le pensent, qu'on pourra arriver d'une manière quelconque à la découverte d'un agent qui, employé à une certaine époque avant le développement du choléra, puisse détruire plus ou moins complètement la faculté que l'organisation a de le contracter, de même que par la vaccine on détruit ou au moins on atténue singulièrement l'effet fâcheux de la petite vérole? Je crois qu'il n'est guère permis de nourrir un espoir aussi consolant d'ailleurs; jusqu'à présent, en effet, les maladies populaires analogues étudiées et subies par un grand nombre de générations, comme la peste d'Orient, le typhus, la fièvre jaune, etc., n'ont pu être conjurés par une médication préservatrice. Dans tous les cas, à en juger analogiquement, si on pouvait arriver à un but si désiré, il me semble qu'il faudrait communiquer une maladie ou administrer un remède dont l'action aurait quelque affinité avec l'affection cholérique, ce serait donc vers les évacuants qu'il faudrait diriger ses recherches; mais, je le répète, il n'y a pas, rationnellement parlant, beaucoup à attendre sous ce rapport.

A propos de moyens préservateurs, c'est ici le lieu de consigner les observations que j'ai faites sur l'influence d'une première attaque sur une seconde. Parmi les personnes encore assez nombreuses atteintes par le choléra de 1832, que j'ai pu suivre, je n'en ai vu aucune attaquée cette année, ou au moins en être emportée; mais j'ai soigné deux malades qui en avaient eu de fortes attaques sporadiques: l'un d'eux mourut.

Avant de clore cet opuscule, j'appellerai un instant l'attention du lecteur sur un point qui a déjà été bien controversé : je veux parler de la contagion du choléra-morbus. La plupart des nombreux médecins qui ont écrit sur cette maladie, ont été d'opinion qu'elle ne pouvait pas se communiquer; pour mon compte, je crois devoir affirmer, non par des expériences directes, toujours fort difficiles à faire et souvent peu concluantes, mais par des faits pratiques examinés avec soin, que la triste affection qui nous occupe peut se transmettre de l'homme malade à l'homme sain, en un mot, qu'elle est contagieuse. Je dois ajouter pourtant qu'elle ne l'est qu'à un très faible degré, et qu'il faut être exposé longtemps, et surtout pendant le sommeil, aux émanations du corps des cholériques ou de leurs déjections.

J'ai remarqué, en effet, que les personnes qui gardaient les individus attaqués et qui couchaient dans la même pièce, étaient bien plus exposés que qui que ce soit à contracter la maladie. C'est ainsi que nous avons perdu beaucoup de gardes-malades habituelles ou momentanées.

Les fossoyeurs, et en général les gens attachés aux églises, ont, comme je l'ai déjà dit, fourni un plus fort contingent de victimes que les autres professions de la société, ce qui semblerait établir que la mort ne détruit pas entièrement les miasmes reproducteurs du mal.

On peut objecter contre la contagion, que les médecins et les ecclésiastiques n'en sont pas atteints plus fréquemment que ceux qui n'approchent pas les malades; je répondrai d'abord que le choléra me paraît de sa nature assez difficile à se transmettre contagieusement, et qu'ensuite pour les médecins et les ecclésiastiques, jusqu'à un certain point, l'habitude d'être auprès des individus souffrants et de respirer le plus ordinairement un air vicié, modifie chez eux la propension à être influencés par les maladies contagieuses, et les rend, sous certains rapports, analogues à ces personnes qui, à force de prendre du poison, ne peuvent plus s'empoisonner. Du reste, les miasmes contagieux constituent un véritable poison, absorbé le plus ordinairement par la surface pulmonaire.

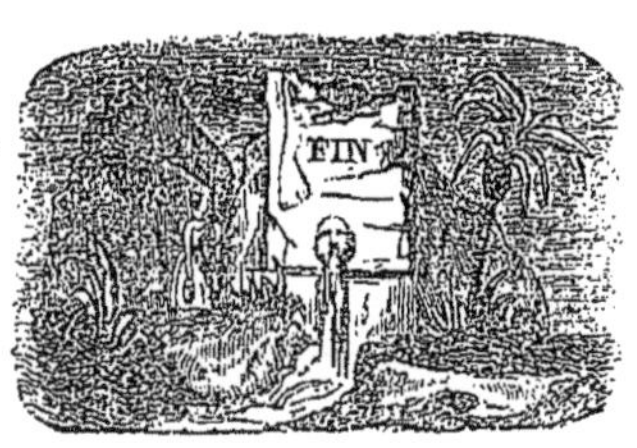

ERRATA.

Page 4, ligne 16, au lieu de : Prenant sa source, — lisez : *Prenant leur source.*

Page 5, ligne 26, au lieu de : Pente d'inclinaison, — lisez : *Peu d'inclinaison.*

Page 6, ligne 9, au lieu de : Et où elles ne sont, — lisez : *Et là où elles ne sont;* ligne 11, après les mots : Vignes, de céréales, — ajoutez : *Et de bois rabougris;* ligne 18, au lieu de : Le même sol que les précédentes, — lisez : *Le même sol que les dernières.*

Page 7, ligne 1 et 2, après ces mots : Confondent bientôt après avec, — ajoutez : *L'une ou l'autre espèce des précédentes;* ligne 6, mettez *Eperon* au pluriel.

Page 9, ligne 11, avant le mot *La* (qui termine la ligne), — ajoutez *Dans.*

Page 12, ligne 4, au lieu de : culièrement celle-ci, — lisez : *culièrement si celle-ci;* ligne 25, avant le mot : En faubourg, — ajoutez : *Et en faubourg.*

Page 14, ligne 10, au lieu de : Long de dix-huit mètres, — lisez : *Long de dix-huit cents mètres à peu près;* ligne 21, au lieu de : Pusay, — lisez : *Peray;* ligne 24, au lieu de : Pusay, — lisez : *Peray;* ligne 28, au lieu de : Qui coupent, — lisez : *Coupant.*

Page 15, ligne 11, au lieu de Faubourg Evêque, — lisez : *Faubourg Evezart.*

Page 16, ligne 18, après ces mots : *Pustule maligne ou charbon,* lisez en renvoi, au bas de la page, la note suivante : *Maladie sur laquelle j'ai publié en* 1843 *un mémoire inséré dans les* Archives générales de Médecine et de Chirurgie.

Page 35, ligne 16, au lieu de : Ou occasionnelle, — lisez : *Par occasion.*

Page 37, ligne 14, au lieu de : Poivre, — lisez : *Poivrée;* ligne 19, au lieu de : Par solution, — lisez : *En solution.*

Page 39, ligne 2, au lieu de : Participèrent de, — lisez : *Participèrent à cette precsription.*

Page 42, ligne 8, au lieu de : Peu de viandes, — lisez : *Un peu de viande.*

Page 46, ligne 9, supprimez le mot *Crus.*

www.ingramcontent.com/pod-product-compliance
Ingram Content Group UK Ltd.
Pitfield, Milton Keynes, MK11 3LW, UK
UKHW051022210726
13857UKWH00007B/1238

9 782012 864504